いつでも調子がいい カラダになる!

ホルモンを ととのえる本

DAVINIA TAYLOR

ダヴィニア・テイラー 著

松村圭子 監修

松丸さとみ 訳

CEメディアハウス

First published by the Orion Publishing Group, London.
Published by arrangement with the Orion Publishing Group
via The English Agency (Japan) Ltd.

ホルモンのせいで
「感情的だ」と
言われたことのある
すべての人へ

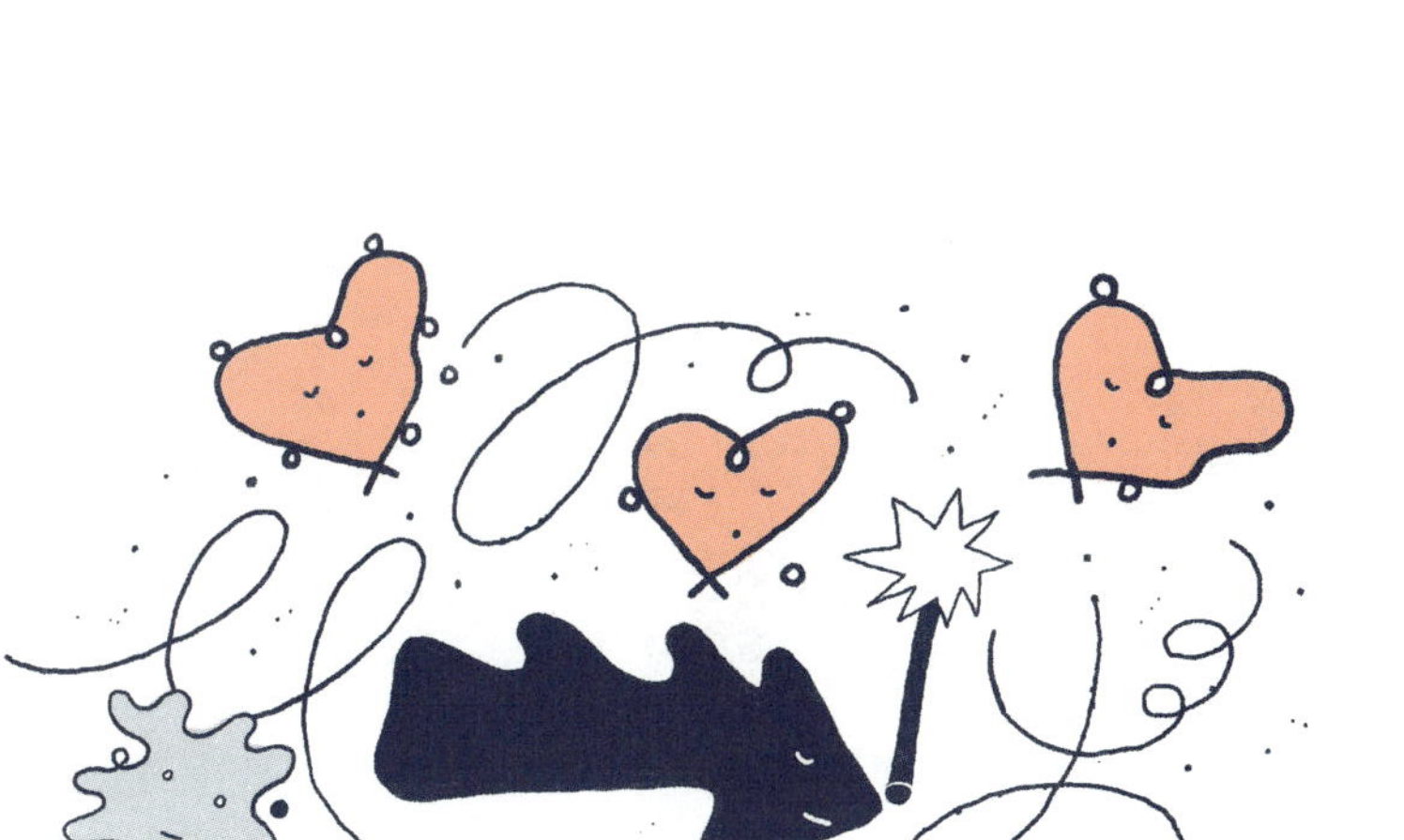

ドクターの言葉

著者のダヴィニアとは、医師として、そして友人としてここしばらくの付き合いになります。自分のカラダを変え、人生を転換させるダヴィニアのアプローチは、好奇心を持って生活習慣やサプリメントを少し変えると、何が起こるのかを示す好例です。

本書は、症状別のガイドブックであり、科学的な裏づけをもとにしたダヴィニアのアプローチ法を、単刀直入なわかりやすい言葉づかいでお伝えするものです。SNSでダヴィニアをフォローすれば、彼女が正直で飾り気のない、隠し立てをしない人であることがわかると思います。ダヴィニアの率直な言葉は、カラダそのものにもっと好奇心を持ち、カラダをポジティブに変化させるよう私たちの背中を押してくれます。

私はイギリスで教育を受けた医師であり、患者の病気を「特定」し、「診断する」ことを第一に訓練されました。しかしそれは、「患者にとって最適な健康状態の維持」に意識を向けるものではありません。従来の医療で求められる「疾病管理」の外へと足を踏み出し、本当に健康であるとはどういうことなのかを自問し始めたときに、私の人生と医療への取り組み方が変わりだしたのです。ダヴィニアのアプローチもこれと同じ。**単に症状を治療するのではなく、最高の状態でいることを目指すものです。**

私は、本書で紹介されているテクニックの多くを扱う、機能性医療のクリニックを開業しています。だからこそ、自信を持ってお伝えできます。**自分の健康を自分でコントロールすることで、感情、エネルギー、睡眠、消化、免疫、性的欲求などを管理できる**ということを。そして、私の患者の多くも実感しています。知識や有能感を得たり、カラダの機能を理解したりすることによって、彼らの自信も高まりました。

機能性医療とは、健康に対する総体的《ホリスティック》なアプローチで、腸の健康、炎症、微量栄養素、ホルモンを含む、体内のあらゆるしくみに働きかけるものです。栄養と生活習慣の改善に取り組むことで、バランスの乱れの根本原因に働きかけて修正します。このタイプの医療は、うまく活用した場合、従来的な医療と併用することで効果を発揮します。必ずしも、従来的な医療の代替となるものではありません。たとえば熟練の栄養療法士と連携しつつ、ホリスティックなアプローチを総合精神医学や心理学と融合させた、機能性医療を実施する医師やサービスはますます増えています。

自分のホルモンの健康状態について賢い判断を下せるようになるには、時間がかかるうえに正しい知識を身につける必要もあります。そしてそれは、あなた自身のみならず、あなたのかかりつけ医にも言えることです。ホルモンに対する理解は年々かなり進歩しており、常にさらなる前進を続けています。かつて、生理の悩みを抱えるティーンエイジャーには、薬を処方するのが標準的な治療法でした。しかし最近の私なら、まずは生理痛や生理不順の根本原因となっているであろうホルモンバランスの乱れについて調べるでしょう。さらに近年では、更年期や閉経後の女性に対する治療法として、ホルモン補充療法の利点に関する知識が飛躍的に高まっています。

つまり「気づき」がカギです。そして本書は、あなた自身のホルモンバランスについて、より深い気づきをもたらすツールになると、私は確信しています。医療の専門家による、さらなるサポートが必要になるかもしれません。本書内では、ホルモンが乱れているのではないかと思ったとき医師にどう伝えるべきかなど、私からのアドバイスを掲載しています。とはいえ、不安であればまず医師に診てもらってください。

医師があなたの力になれることは、たくさんありますから。

まもなくあなたは、さらなる健康と持続的な成果を手に入れる旅に出発します。どうか、体調が崩れるまで待つようなことはしないでください。患者の体調は患者本人が一番よく知っている、という考え方を私は強く信じています。健康上の問題について、患者自身が答えを持っていることはよくあります。ただ、その答えにたどり着くための情報や知識は必要です。本書は、自分で自分をコントロールする力を取り戻す手助けをしてくれ、より快適に過ごす方法を指し示してくれるでしょう。

あなた個人のためだけではありません。より健康的な社会は、より幸せで満ちたりた、より生産的な社会なのです。

一般開業医および機能性医療医師／HUM2N（ヒューマン）創設者

ムハンマド・エナヤット博士

Contents

HACK YOUR HORMONES

STAFF

Book Design 相原篤史
Illustration 竹井晴日
DTP 茂呂田 剛〔M&K〕
Proofreading 文字工房燦光

ホルモンっていったい何?

簡単に言うと、ホルモンとはカラダの化学的なメッセンジャーです。内分泌腺にある特別な細胞でつくられ、カラダの別の場所にメッセージを送るべく血中に放出されます。妊娠や体重の増加に関わるエストロゲンやプロゲステロンのような性ホルモンは、知っている人も多いでしょう。でもホルモンは単に生殖だけでなく、もっと多くのことをコントロールしています。カラダのほぼすべての面倒を見ているようなものです。人のストレス反応は、アドレナリンとコルチゾールをつくる副腎がつかさどっています。甲

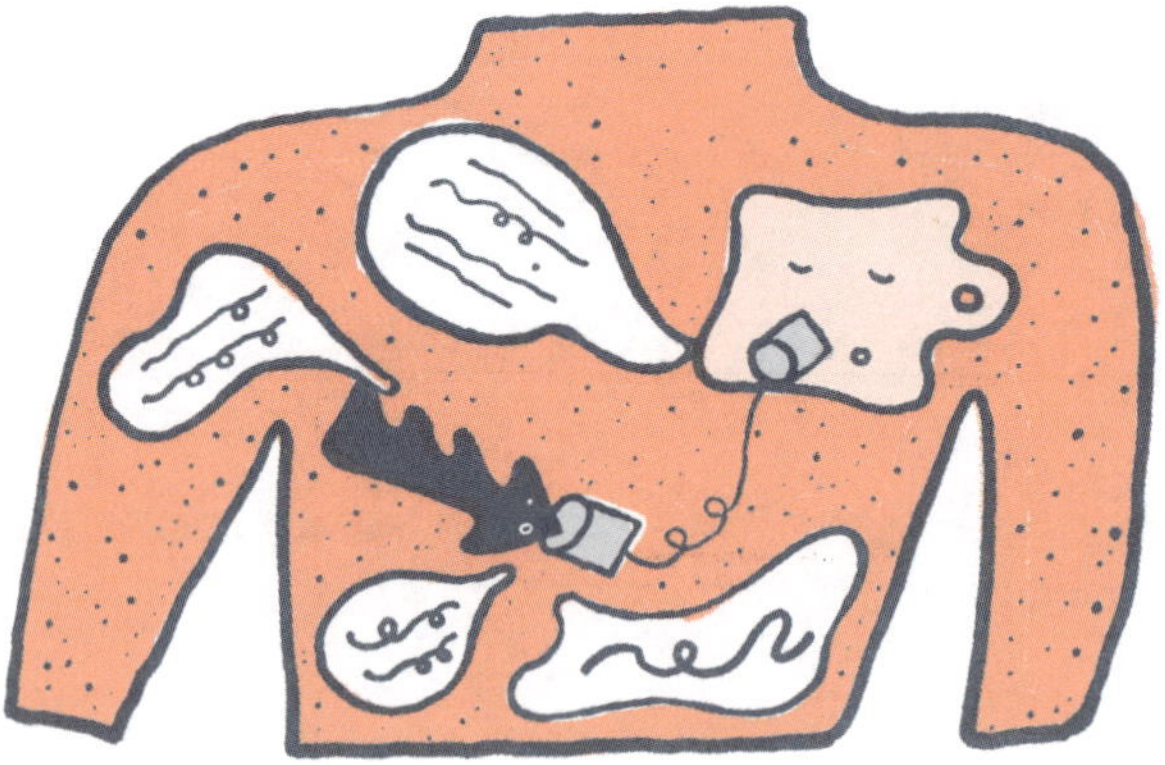

状腺は、エネルギーを調節するホルモンを分泌します。ほかにも、松果体、胸腺、脳下垂体など内分泌腺はたくさんあり、どれも健康に極めて重要な役割を担っています。こういう話は、今の段階ではあまりにも専門的に聞こえてしまうかもしれません。でも本書全体を通して、シンプルに理解できるようになることをお約束します。

ホルモンの働きが、気分、活力レベル、睡眠の質、食欲、家族や友達や同僚に対しどれだけ忍耐強くいられるか、運動をどれだけやる気になるか、さらには危機に直面したときにどう反応するかさえも左右します。単に閉経やＰＭＳ（月経前症候群）に関することだけでなく、もっとずっと深い話なのです。**ホルモンは、人間の身体的特徴および人格をつくっている、基本的な要素といえます。**その調子が崩れると、眠れない、食べられない、気分がすぐれない、集中できないなど、深刻な影響が出る可能性があります。だからこそ本書は、あなたが抱えているであろう症状に焦点を当てています。そこから、その症状の背後にはどのホルモンがあるのか、どうすればハックできるのかを掘り下げていくことができます。

恥だなんて思わないで。あなたのホルモンだから

これまでに、問題をなんとかしようとしたのにうまくいかなかったとしても、自分を責めないでください。肥満、うつ、依存症などには、恥という感覚がまとわりついています。減量したり、悩みをなんとかやりすごしたり、気分を上げたり、禁酒したりなど、それが何であれ意志の力でできないことに、みんな罪悪感を抱いています。でもこうした問題にはどれも、ホルモンが関係しているのです。あなたのせいではありません。体内の不安定な化学物質のせいで、自分を責めるのはやめてください。

ホルモンは、行動、衝動、態度をコントロールしています。人間として私たちが取る行動や抱く感情はほぼすべて、その背後で踊っているものすごい数のホルモンによるものです。

たとえば、ジャンクフードばかり食べている人の場合、その糖質依存は、「インスリン抵抗性〔血糖値を通常のレベルに戻す働きをするインスリンが効きにくくなった状態〕」によって突き動かされている結果かもしれません。「意志が弱い」からではないのです。砂糖はクラック・コカインよりも依存性が高いと

私は思います。ドーパミンの値がめちゃくちゃな人は、朝ベッドから起きるのも難しいでしょうし、やる気も湧かないでしょう。私はアルコール依存症でしたが、その背後には、ドーパミンへの強い欲求があったと思っています。

ということで、**「意志力」なんて、意味のない言葉を何度も口にしたり考えたりするのはやめにしましょう。**まったく無益です。これからは、簡単に実行できるメソッドに取り組む時代です。そして本書で、体内の化学物質のどこが調子を崩しているのかを見極め、それを正しましょう。

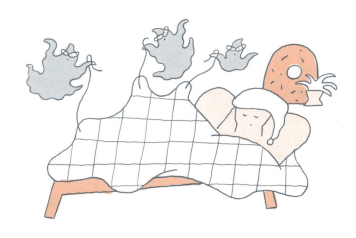

ホルモンに関する偏見

私は、ホルモンやホルモンの作用にまつわる偏見やバカげた話が大嫌いです。まず英語圏では、人（たいてい女性）を批判する際に、「ホルモンのせいで感情的だ」という言い方をします。ホルモンのせいで不機嫌になったり、ストレスを抱えたりするのは本当です。でも、反対のことだってあります。ホルモンのおかげで、活気に溢れたり、安心感を抱いたり、脂肪を燃焼させたり、肌がきれいになったり、髪がツヤツヤになったりもするのです。

残念ながら、人は意味もわからずに、ホルモンという言葉を振り回しています。血液検査や尿検査の結果も見ずに「ホルモンのせいで感情的」だと言うなら、いったいどのホルモンについて言っているのでしょう。コルチゾール？　それともインスリン抵抗性があるということ？　具体的に言ってほしいものです。あるいは提案ですが、ホルモンという言葉を人を侮辱するために使うのを、すっぱりやめたらどうでしょう。

もう1つの偏見は、ホルモンとは、思春期か更年期の女性だけが心配すべきことだというもの。これも正しくありません。誰だって、ホルモンの量は常に変動していま す。男性であれ女性であれ、すべての人のホルモンは常にやり取りし合い、影響を及ぼし合いながら周期的に変化しています。このホルモンのシンフォニーのバランスを取り、理解することが、私たち一人ひとりにとって重要なのです。

「ノーマル」なんて存在しない

もう1つお伝えしたいのは、**本書は、みんなが何かしらの同じ「完璧な」ホルモン状態に到達することを目指すものではないという点です。**人は誰もが違うつくりになっており、一部の人には効果があっても、ほかの人にはなかったりします。たとえば私の友達には、理想的な過ごし方といえば、猫を膝に抱えて本を読むこと、という人がたくさんいます。ステキだけど、私にとっては快適とは言えません。私は超活動的で、ドーパミンに突き動かされた状態が好きだからです。たとえばヨガよりも、ランニングが好き。それでいいのです。私のホルモンの構成は、そうなっているのだから。ホルモンのバランスや強さは人によってそれぞれ違うのです。そのため、人をマネするのではなく、自分が手にしている天からの恵みに働きかけましょう。

もう1つ言えるのは、ホルモン値の検査は有益ですが、それをほかの誰かと比べる必要はありません。たとえば、男性のテストステロン値。20年前に「慢性的に低い」とされた値が今では、「標準値《ノーマル》」とされています。これだと、他人と比較してもまったく役に立ちませんよね？　それから、**ホルモン値は世界中で異なります。**フランスにいる人の標準値は、シンガポールにいる人の標準値ではないし、ニューヨークにいる人やマンチェスターにいる人にとっても違います。**数字はあまり気にせず、症状にもっと注意を払うべきだと思います。**だからこそ、本書は症状を中心にして書かれているのです。あなたは不安になりがちですか？　よく眠れていませんか？　好ましくない食習慣を送ってしまっていますか？　ということは、取り組むべき何かがそこにあるということです。

本書がどう役立つか

私の場合、ホルモンをハックしたおかげで、お酒を飲まずにいられるようになり、引き締まったカラダを維持できて、生産的になれ、女性としてもっと自信を持てるようになりました。いまだに注意力散漫だし、ＡＤＨＤ（注意欠陥多動性障害）持ちですが、それでもいいのです。大切なのは完璧にすることではなく、前進すること。

私は本書を、あなたが抱えている問題の背後に何があるかを見つけ出し、自力でできるシンプルな取り組みを示すマニュアルにしたいと思っています。本書には、ほかよりも少し長めの章があります（睡眠の章と食事の章）。その理由は、これらがとても重要な話題であり、ホルモン的にもさまざまなことが起こっているからです。こうした問題の解決策について、私がこれまでに調べてきたことをすべて盛り込みつつ、できるだけわかりやすく、生活の中で実践しやすいものを紹介しています。

私のアプローチ法で重要なのは、生活習慣の何かをやめたり我慢したりすることではありません。ポジティブな習慣を取り入れることです。「不安に抵抗する」のではなく、「安心安全を受け入れる」と考えましょう。

ホルモンに関して、基本的な部分は当然ながらカバーしていますが、もっと深い部分にも触れています。自分について、きちんと言葉で説明できるようにするためです。根本原因を理解して、悩んでいる症状に取り組み、必要であればかかりつけ医にしっかり相談できるよう、必要な情報をあなたに身につけてもらいたいと思っています。

私たち女性はこれまで、声にならない声で叫び続けてきました。過去に女性たちは誰も理解していなかったホルモンのせいでヒステリーだと言われ、入院させられ、電気ショック療法を受けさせられ、自殺してきました。でも、私たちはここまで前進したのです。今や、「ホルモンのせいで感情的」になっているとき、それはホルモンのバランスが崩れているからだと理解できます。

本書では、ホルモンが、うまく「ハック」さえすれば自力で活用できる、いかにすばらしいツールであるかをお教えしていきます。

すばらしいドクターE

各章の終わりには、ドクターEことムハンマド・エナヤット医師による文章も掲載しています。彼はすばらしい開業医で、機能性医療と再生医療に関する広範な訓練を受けています。現在は予防医学の専門医として、単に病気を取り除くだけでなく、カラダそのものが元気になることにフォーカスしています。

私が初めてドクターEに会ったのは数年前、高圧酸素室について調べていたときです。私たちはどちらも、バイオハックやその健康効果にとても興味があったため、知り合って以来、最高の仕事仲間になりました。「バイオハック」という言葉は、怖い響きがあるかもしれないし、専門的すぎると思うかもしれません。でも実は難しいことではなく、自分の健康を最適な状態に持っていくには何が一番効果的なのかを探り、実践できるメソッドとテクニックを使って、カラダを「恒常的にバランスが保たれている状態」に持っていくことなのです。私は、常に新しいものに目を光らせているので、ドクターEと最新情報についておしゃべりするのが大好きです。ドクターEは才能溢れる専門家のチームを抱えて、常に最先端を走っています。

本書に書いた医療情報やアドバイスはすべて、ドクターEのお墨つきです。そして彼自身も知見を提供してくれ、かかりつけ医への相談のしかたや症状についての考え方を教えてくれています。

進化の過程でズレたバランスをととのえる

非常にせわしない現代社会は、私たちのホルモンが追いつけないほどのスピードで進んでいます。大昔には、女性は一番妊娠しやすい16歳で子どもを産みました。そして40歳になるころには、村の女長老になっていたでしょう。小さな子どもや仕事のストレスと格闘などしていなかったのです。でも、今の私たちはストレス、生活習慣など、現代社会のあり方の中で、暮らしにくくなっています。進化という観点から見るとズレた世界に生きているからこそ、ホルモンをハックする必要があるのです。

古代から変わらぬホルモンを抱えながら、現代の世界でどう生きればいいかは学ぶことができます。うれしいことに近年ようやく、ホルモンに関する理解が進み始めました。何歳であれ、すべての人がホルモンの影響を受けています。幸運なことに、今の私たちは長生きのための科学とテクノロジーを手にしているのです。

パワーを自分の手に取り戻す

本書は、みなさんに人生がガラリと変わるような自信を手にしてもらい、そのおかげで生産性や安心安全、幸せを感じられるようになってもらうためのものです。**人生をただなんとなく生きるのではなく、もっと楽しんでいいんだよ、とあなたに伝えたいのです。**何か大きなトラウマを抱えていたとしても、恥じたり罪悪感を抱く必要はありません。ホルモンは、身体的に打ちのめされたときでも、ただ単に重要なメールを失くしたときでも、同じ反応をするようになっています。ホルモンの反応を引き起こすトリガーは人によって違うし、なぜそれがトリガーになるのかはわからないかもしれませんが、そこは重要ではありません。

最終的に大切なのは、自分のカラダを自分でコントロールし、気分、睡眠、人生を自力でコントロールできるようにパワーをその手に取り戻すこと。でも、眠れない夜があったり、サイテーな気分になったり、ジャンクフードを山ほど食べたりした日があってもいいのです。完璧な人なんていません。

私の内分泌系は不安定でときおりバランスを崩すので、きちんとコントロールする必要があります。ストレスや習慣の変化があると、すぐにいっぱいいっぱいになってしまいます。でも以前なら、ワインかケーキ、あるいはその両方に手を伸ばしてしまっていたところを、今の私は身につけた知識を使い、「バランスが取れた状態に戻るにはどうすべきか」を考えることができるのです。

身体的にも精神的にもかなり病んでいた私が、以前よりも気分よく過ごせるようになったのだから、誰にだってできます。あなたのカラダを、あなた以上に大切にしてあげられる人は、誰もいないのです。

1 章

なぜ眠れないの？

Why Can’t I Sleep?

本章で登場する主なホルモン

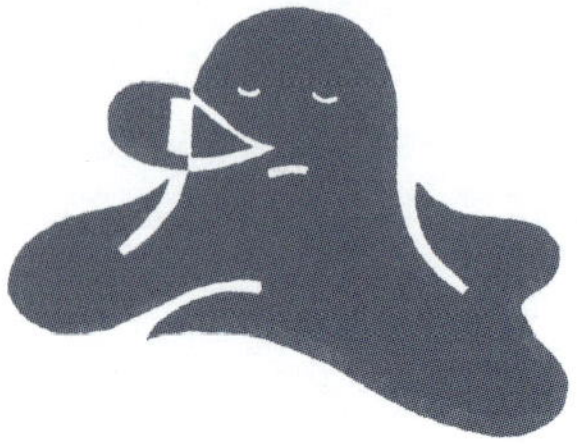

メラトニン

Melatonin

セロトニンからつくられる
「睡眠ホルモン」。眠気の原因となる。

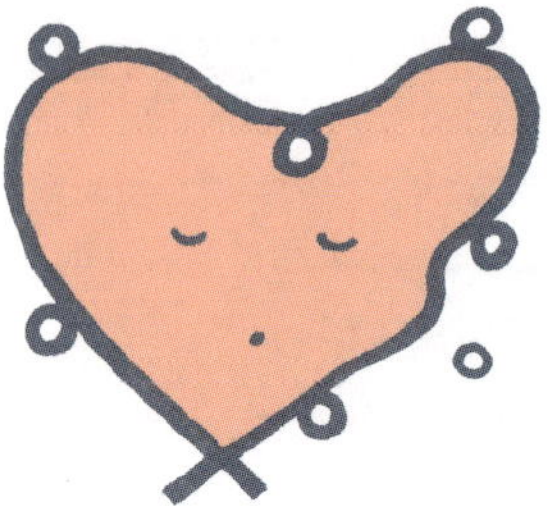

セロトニン

Serotonin

快適で安全、満ち足りた
気分にさせる「幸せホルモン」。

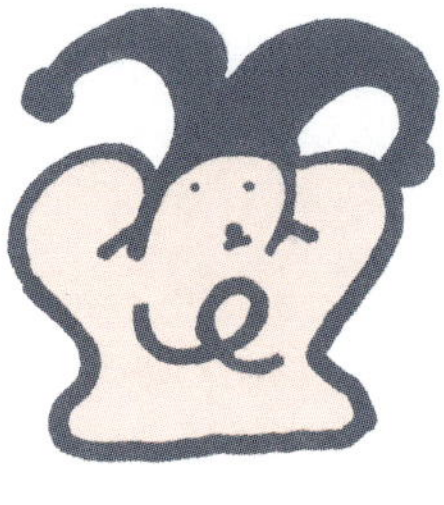

ノルアドレナリン（ノルエピネフリン）

Noradrenaline/Norepinephrine

目覚めを手伝ってくれる、

「脳内のアドレナリン」。

意識の明晰さを左右する。

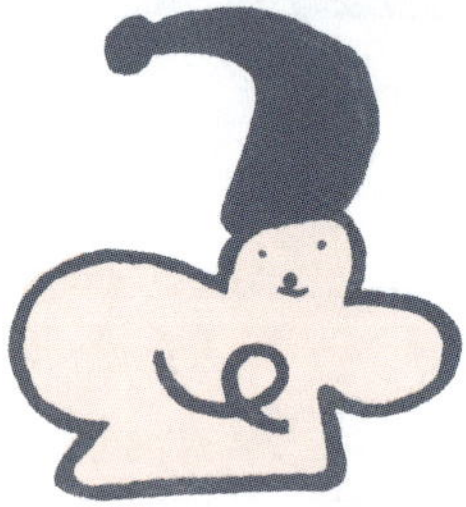

アドレナリン

Adrenaline

脳が脅威を察知したときにエネルギーを
かき集める「闘争・逃走ホルモン」。

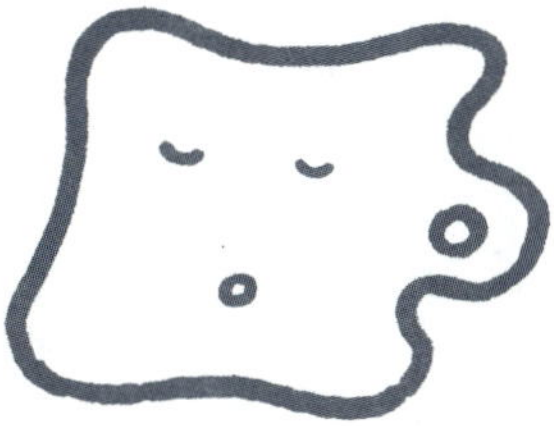

GABA（γ-アミノ酪酸）

GABA

不安を抑え、リラックスを
手伝ってくれる神経伝達物質。

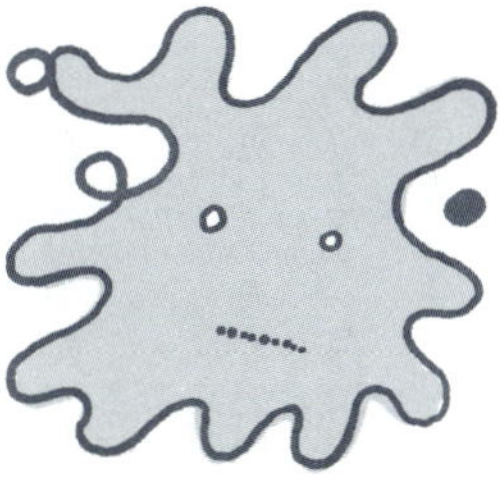

コルチゾール

Cortisol

ストレス、不安、恐怖を
生み出す「ストレスホルモン」。
気力を高め、免疫もサポート。

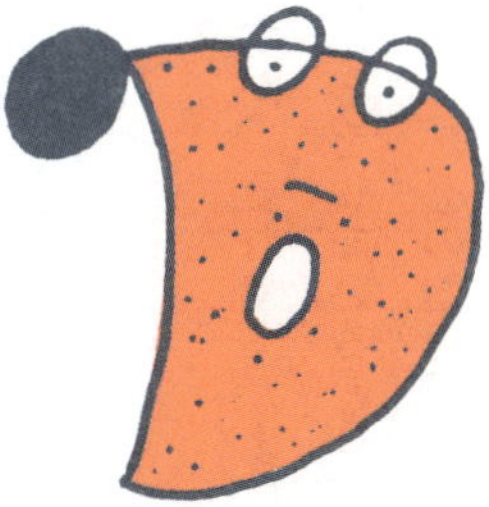

ビタミンD

Vitamin D

太陽光に反応してつくられ、
睡眠を助ける。ビタミンという名前だが、
実はホルモンの一種。

睡眠不足だとどうなるか

私はきちんと眠れないと、とんでもなく最悪な気分になります。眠れなかったり、眠りを邪魔されたりするとまるで拷問ですよね。妊娠中に私は不眠症に悩まされ、夜中に絶え間なくトイレに起きました。でもそれは、実際に赤ちゃんが生まれて、眠りが中断される経験と比べたら、なんてことはありません。そのつらさは、衝撃的でした。喉の奥で恐ろしく不味い味がするし、頭がぼーっとする「ブレイン・フォグ」になるし、ものすごく短気にもなりました。まったく忍耐力がなくなったのです。もしあなたも私のように怒りっぽい人なら、睡眠不足になったときに最初に出るのは忍耐力のなさだと思います。

最近の私はありがたいことに本当によく眠れるのですが、それでもたまに、眠れない夜もあります。月経周期の前半や、いつもとは違うことをしているとき、不眠症になることがあります。人間は間違いなく、「習慣の生き物」。そのため、旅先では自宅にいるときのようには眠れなくなります。我が家はたいてい、しっちゃかめっちゃかな状態ですが、それでもやはり私にとって、安心できる場所なのです。人はホテルで寝るとき、その環境やノイズに慣れていないため、かなり警戒した状態になります。

睡眠障害には、不眠症、夜間（または早朝）に目覚めてしまう、寝てもスッキリしない、などさまざまな形があります。私の友達にも睡眠に悩んでいる人はかなりたくさんおり、なかには眠るためにアルコールに頼る人もいます。ベロベロに酔いつぶれるわけではなく、不安を和らげるためにワインをグラス2杯ほど飲むのです。でもこれだと、ただ問題を悪化させるだけの可能性もあります。睡眠の質が下がるうえ、アルコールの効果が薄れた夜中に目覚めてしまうからです。

インスタグラムでは、睡眠障害に悩むたくさんのフォロワーがコメントをくれます。特に多いのは、さまざまな考えがせわしなく巡って眠れないとか、夜中に目覚めたあとに眠れなくなるといった悩みです。多くの人にとってこれは危機的な状況だし、翌日をどう乗り越えたらいいのだろうかと夜中の2時にパニック状態になったときには、かなりの孤独を感じるでしょう。私は寝ないとイヤな人間になるし、人生がイヤになるし、自信も生産性もなくなり、すべてを投げ出したくなります。

科学を活用すると眠れるようになる理由

イギリスでは全人口の3分の2以上が、睡眠中に目覚めてしまうことで悩んでおり、3分の1近くの人が不眠症です。つまり、もしあなたも悩んでいるのなら、ひとりじゃないということです！　流行病ですが、ハックできます。だから、もし悩んでいても心配しないでください。今や、科学の力でなんとかできるのです。

かかりつけ医に行って、睡眠薬をもらうという話ではありません。睡眠薬を使うと、もっと気分が悪くなるし、翌日は二日酔いのような症状になります。依存性があるのは言うまでもありません。ちょっとした科学的知識を持つだけで、なぜ睡眠障害になっているのかを知ることができます。そしてかなりの部分に、ホルモンバランスが関係しているのです。

本章では、ホルモンによる睡眠への影響と、自力でそれをハックする方法を詳しく見ていきます。私がここであなたにお伝えしたいのは、「大丈夫、あなたのせいではないから」ということです。眠れないならほぼ確実に、ホルモンの乱れが原因です。問

題は恐らく、光と騒音、食べ物と体内時計です。私たちは今、人間にとって有害なライフスタイルの時代に生きています。夜中の1時に布団の中で心臓をバクバクいわせながらパニックを起こしているのなら、それはアドレナリン、そして恐らくコルチゾールに原因があります。どちらも、まったく自然なカラダの化学作用。ただ、その時間帯に活性化されるべきものではありません。本章で一緒に、カラダの化学物質をバランスが取れた状態に戻していきましょう。

なぜ睡眠が大切なのか

睡眠は健康のすべてをつかさどっています。**カラダは、筋肉の修復、記憶の整理、そして（血糖値をコントロールする）インスリンの調節など、カラダのバランスを回復するために、睡眠を必要としているのです。**深い睡眠に入ると、人はデトックス・モードになり、脳から老廃物や毒素を流し出し、ホルモンを分泌し、炎症を抑え、カラダを「休息と消化」の状態にして癒やしたり修復したりします。睡眠は、健康に関するほぼすべてのことに絶対に必要なのです。

睡眠不足は、イライラ、涙もろさ、疲れ、元気のなさのほかにも、もっと長期的な影響を及ぼす可能性があります。体重の増加、気分の落ち込み、さらには心血管疾患などです。心身の健康の実現にもっとも大切なものとして、「回復を促すぐっすりとした眠り」が挙げられるようになってきたのも納得です。世間的にも近年、睡眠に対する考え方がガラリと変わり、セレブたちもオーラリング〔睡眠や心拍数などの健康状態を記録する指輪型のウェアラブルデバイス〕の睡眠スコアをSNS上で比べ合っています。

さまざまな睡眠ステージとその内容

睡眠中はさまざまなステージを通過します。各ステージは脳とカラダに異なる作用を及ぼし、一晩のうちに複数回のステージ移行を繰り返します。私は以前、睡眠を記録するグラフはベルが逆さまになったような形の曲線になるのだと思っていました。睡眠へと「沈んで」いき、夜のうちに徐々に曲線が上がっていき目が覚める、という具合にです。でも実際に脳の活動を記録するグラフには、夜の間に複数の睡眠ステージを移行しながらアップダウンを繰り返し、数々のホルモンを分泌してさまざまな脳波を発している様子が示されています。私もオーラリングを持っていますが、朝起きて睡眠周期を見ると心が奪われるほど興味深いものです。

睡眠のステージは次のとおりです。

Stage 1

睡眠への移行期で、ほとんど瞑想状態になります。カラダが睡眠状態に向かうため、あの「落ちる」という不思議な感覚を経験するかもしれません。この時点では、まだほぼ覚醒状態であり、眠っているとも感じないでしょう。

Stage 2

浅い睡眠が20～30分ほど続きます。このステージでは、脳が「睡眠紡錘波《すいみんぼうすいは》」と呼ばれる脳波を出すため、夢を見ることもあります。体温は下がり、心拍は遅くなります。とはいえ、このステージではまだ、簡単に目覚めます。

Stage 3&4

眠りは深く、呼吸は非常に安定します。筋肉はリラックスし、血圧と体温は下がり、脳はデルタ波を発します。カラダはこのステージを使って、ダメージを受けた組織を修復し、ホルモンを分泌します。通常30～40分続きます。

レム睡眠
（急速眼球運動）

脳の神経細胞の再生に欠かせないレム睡眠。脳は起きているものの、それ以外のカラダは寝ています。このとき、首から下の筋肉は動き回らないよう麻痺しているのです。目はまぶたの下で急速に動いており、夢を見るのはたいていこの段階です。約30～40分で終了し、すぐにステージ1に戻ります。

この全ステージを一晩で4～5回、繰り返します。ただし、きちんと眠れていれば、ですが。

睡眠に影響するホルモンたち

ホルモンは睡眠を調節しており、それがうまくできているとよく眠れます。うまくできていないと問題が生じます。睡眠の質に影響するホルモンは非常に多くありますが、ここでは特に重要なものを詳しく取り上げます。

セロトニン

最初に取り上げるのにぴったりなホルモンが、セロトニンです。脳の奥に位置する松果体でつくられます。気分をコントロールするため、「幸せホルモン」として知られています。**セロトニンのおかげで、人は安心感、落ち着き、快適な居心地のよさを感じます。**ナイトクラブに駆けつけるよりも、紅茶片手にお気に入りのテレビドラマを見るのが幸せ、というような感覚です。

私たちはセロトニンを、食べ物に含まれる栄養素からつくっています。セロトニンのなんと95％が、腸内でつくられているのです※1。

※1　https://www.apa.org/monitor/2012/09/gut-feeling

セロトニンはまず、トリプトファンとして始まります。トリプトファンは、子どものときは心身の成長に、大人になってからは気分や行動に影響するさまざまな代謝機能に欠かせない必須アミノ酸です。体内ではつくることができないため、これが豊富に含まれる食べ物から摂ることになります。なかなか寝つけなくて困っているなら、セロトニンの分泌を促すために、トリプトファンが豊富に含まれるものをもっと食べることをおすすめします。

【トリプトファンが豊富な食品】

・鶏肉　・バナナ

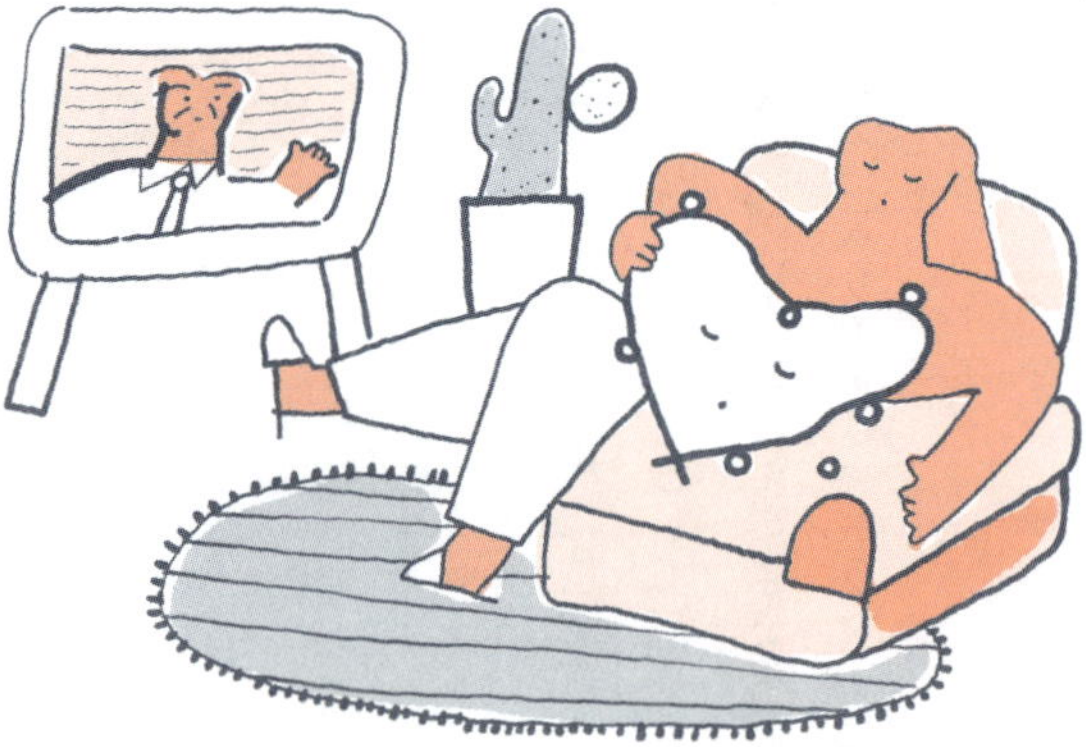

・**牧草飼育された赤肉**（牛肉など）
・**まぐろ**
・**チーズ、牛乳などの全脂肪乳製品**
・**酸味の強いサクランボ**
・**牛由来のコラーゲンペプチド**

こうした食べ物を口にすると、カラダはトリプトファンを5－ＨＴＰという別の化学物質に変換します。これがその後セロトニンになるのですが、そこからさらに数時間後、睡眠にもっとも重要なホルモン「メラトニン」に変わります。

メラトニン

メラトニンは非常に重要です。睡眠の背後にあるホルモンの親分と言えます。人間のカラダは、睡眠の2時間ほど前になると、自然とメラトニンを分泌し始めます。**トリプトファン→5－ＨＴＰ→セロトニン→メラトニン**という一連の流れの最後のフェーズであり、メラトニンが出ない限り、眠りに落ちることはありません。ちなみに、赤ちゃんは生後3カ月になるまでメラトニンをつくらないそうです。新生児がパーティーのように夜通し大騒ぎしてあなたをヘトヘトにさせるのは、そのせいなのです。

眠るには、「快適で安全で、すべて大丈夫だよ」と言ってくれるようなセロトニンを、カラダがメラトニンに変える必要があります。不安な考えで頭がいっぱいになっていたり、光を発するスマホをいじって夜更かししたりすると、メラトニンの仕事を邪魔してしまいます。

というのも、光のレベルはメラトニンに多大な影響を及ぼすからです。夜になって暗くなると、松果体がメラトニンの生成量を増やし、夜中にピークに達します。その後、早朝までには、昼間の標準的な低い量にまで下がります。だからこそ、適切な時間帯に適切な光を浴びる

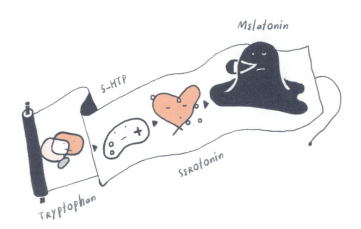

ことが、メラトニン量の調節に役立つのです。どうすればメラトニン量を調節できるかは、後述します。

アドレナリン

アドレナリンは、「闘争・逃走ホルモン」であり、2つの腎臓の上にそれぞれ位置している副腎が調節しています。「ストレスが高まる状況が起こっている」と脳が副腎にメッセージを送ると、アドレナリンが分泌されます。マラソン大会のスタート直前や試験前に抱くあの緊張感を想像してください。心臓がドキドキして、筋肉がこわばり、汗ばんでさえくるかもしれませんね。これが、アドレナリンです。

アドレナリンは、身の安全を守るようにできているため、とても役立つこともあります。アドレナリンのおかげでエネルギーが高まりますが、そうした高まりは、大きな脅威から逃げるとき、または何かをやり遂げたり締め切りを守ったりするために本腰を入れなければいけないときに、絶対に不可欠です。でも、眠ろうとしているときには、そこまで必要ではありません。むしろ大迷惑です。

それから、**ノルアドレナリンという言葉も聞いたことがあるかもしれません。ノルエピネフリンとも呼ばれます。これは言ってみれば、脳内で分泌されるアドレナリン**で、血管を収縮することで行動を起こす準備をします。血圧を上げ、脂肪を分解し、ブドウ糖の量を増やすことで、闘争・逃走反応をサポートするのです。また、朝起きること、日中には集中力を鋭く保つことなど、睡眠・覚醒のサイクルを維持する手助けをします。

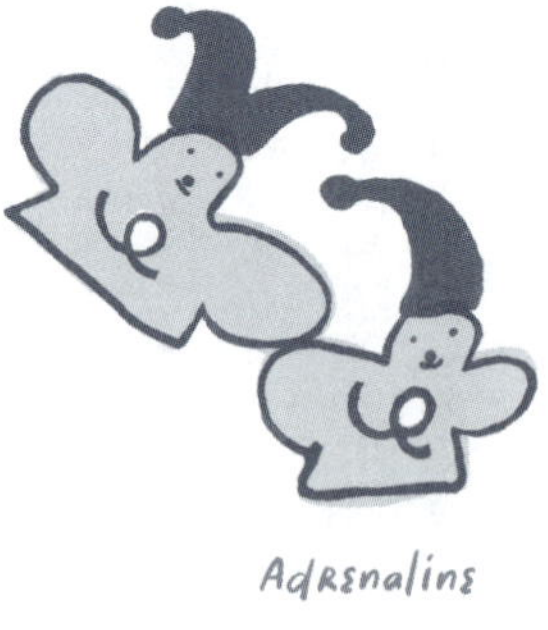

コルチゾール

「ストレスホルモン」として知られるコルチゾールは、やはり副腎でつくられるアドレナリンと同じホルモン系列に属しています。コルチゾール生成のステップは、アドレナリンよりいくつか多いため、コルチゾールの効果はアドレナリンほどすぐには体感できません。ちょっと科学的な話をするので少し辛抱してください。

まず、脳の扁桃体という部分がストレスを認識し、同じく脳にある視床下部にメッセージを送ります。すると視床下部は、下垂体に向けてホルモンを分泌し、下垂体はさらにそこから、コルチゾールを生成するよう副腎にメッセージを送ります。大忙しです。

私たちのカラダは24時間に1度、起床から約30分後にコルチゾールを一気に放出します。その主な役割は、カラダが闘争・逃走モードにあるときに警戒を高めることと、適切な長さの睡眠を確保すべく、睡眠・覚醒のサイクルを維持することです。コルチゾールはストレスとの関係が強いことから、悪者扱いされがちです。でも絶対に必要なもので、死ぬその日まで、カラダはコルチゾールをつくり続けます。朝起き上がれるのも、詰めたお弁当をきちんと子どもたちに渡せるのも、そして子どもたちが学校に遅刻しないよう車に乗るのを促せるのも、コルチゾールのおかげです。それはモチベーションを高めてくれる、すばらしいホルモンなのです。朝に自然と勢いよく湧いてくるコルチゾールがなければ、私はきっとヘトヘトになってしまうでしょう。

コルチゾールはまた、ウイルスと闘うために免疫系をサポートするのも得意です。

コルチゾール量が低いと、元気がなくなり免疫力も低くなります。当然ながら、コルチゾールの調子が崩れているなら、何らかの問題に直面するはずです。もしカラダが長期にわたってコルチゾールをおかしな時間につくりすぎるなら、そのせいでピリピリしてしまうのみならず、必要なときに眠れなくもなります。

GABA

フルネームはγ《ガンマ》‐アミノ酪酸《らくさん》といいますが、ここではGABAで統一しましょう。不安を抑制する脳内の神経伝達物質(化学的なメッセンジャー)で、中枢神経系の働きを抑えます(中枢神経系はカラダの「司令塔」で、動作から思考、さら

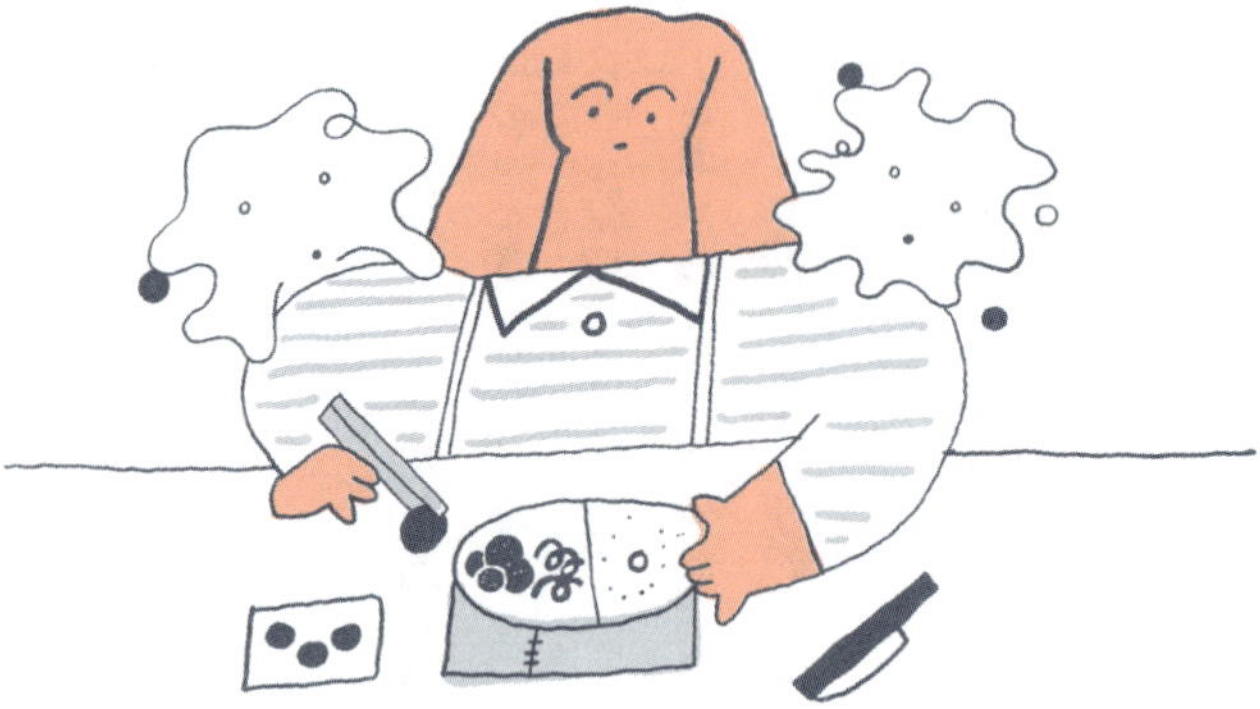

には消化や呼吸といった自動処理にいたるすべてをコントロールします）。ＧＡＢＡは、せわしなく動く脳のスピードを抑えて不安を和らげ、睡眠に不可欠な、あの落ち着いてリラックスした感覚を抱かせてくれます。

脳は1日の終わりに自然とＧＡＢＡを分泌しますが、気分が落ち込んでいたり睡眠に不安を抱えていたりすると、ＧＡＢＡ不足になりがち。そうなると災難です。就寝時に落ち着きと安心感を抱くどころか、「誕生パーティーで何が必要だっけ」「みんなに入浴剤のプレゼントを買わなきゃ」などなど、頭の中でリストをつくりだしてストレスでいっぱいになってしまうからです。

ＧＡＢＡはサプリメントとして市販されています。また、運動や特定の食べ物により、ＧＡＢＡの量を増やすこともできます。やり方は、のちほど説明します。

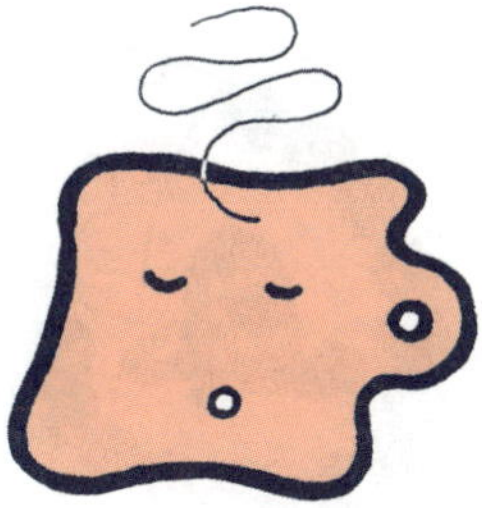

ビタミンD

まずは一言言わせてください。ビタミンDはホルモンです！　なぜビタミンと呼ばれているのかわかりませんし、ホルモンの1つがビタミンと呼ばれているくらいですから、ホルモンに関して誤解が多いのもうなずけます〔一般的にビタミンは体内で生成不可能な栄養素を指す。ホルモンは体内で生成可能〕。

ビタミンDは、太陽光に対する反応や、太陽光と皮下のコレステロールとのやり取りによって、皮膚でつくられます（そう、コレステロールはカラダにいいのです）。そして腸からカルシウムを吸収して血流に乗せる手助けをしますが、最近では、ビタミンDが睡眠の調節で果たす役割も知られるようになってきました※2。

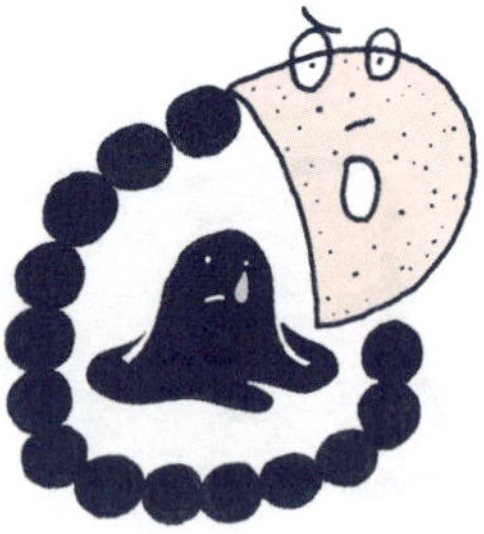

多くの研究が、ビタミンD値の低さと、睡眠障害のリスクの高さとの関連性を指摘しています。ですから、ビタミンDの量を増やすことが、非常に重要です。しかし、ビタミンDにはメラトニンを抑制してしまう効果もあります。**そのためサプリメントと**

※2　https://pubmed.ncbi.nlm.nih.gov/32156230

して摂取するなら、メラトニン生成を促したい夜ではなく、朝に飲みましょう。

複数のホルモンはどう作用するのか

前述のとおり、ホルモンは単体で働くわけではありません。常にホルモンどうしともにダンスし、互いに影響し合いながら働いています。コルチゾールとアドレナリン、セロトニンとメラトニン、すべてが必要なのです。とはいえ、各ホルモンが間違った時間帯に分泌されてしまうと、眠れなくなってしまいます。それでは、理想的な1日を例に、ホルモンがどのように分泌されるかを説明します。ここでは、良質な睡眠パターンで眠れていることを前提とします。

● **朝7時30分：**メラトニンの分泌量はもっとも少なく、コルチゾールが優位になって目覚めます。コルチゾールはこのとき最高値になっており、ベッドから起き上がるためのモチベーションを与えてくれます。

● **正午：**この時間までには、コルチゾール値は大幅に下がります。午後半ばには、疲れを感じ始めるかもしれません。

●**午後6時：**キャンドルの灯りがゆらゆらと揺らめく中、子どもたちやパートナーと一緒に、愛情のこもった上品なおしゃべりを静かに楽しんでいると、セロトニンの量が増えていきます。

●**午後9時：**セロトニン値が高いということはつまり、カラダがメラトニンを分泌し始めるということで、就寝の2時間ほど前から眠気とともに分泌されます。

●**午後11時：**増えたメラトニンが役割を果たし、あなたは眠りに落ちます。

●**午前3時：**メラトニン値はこのくらい

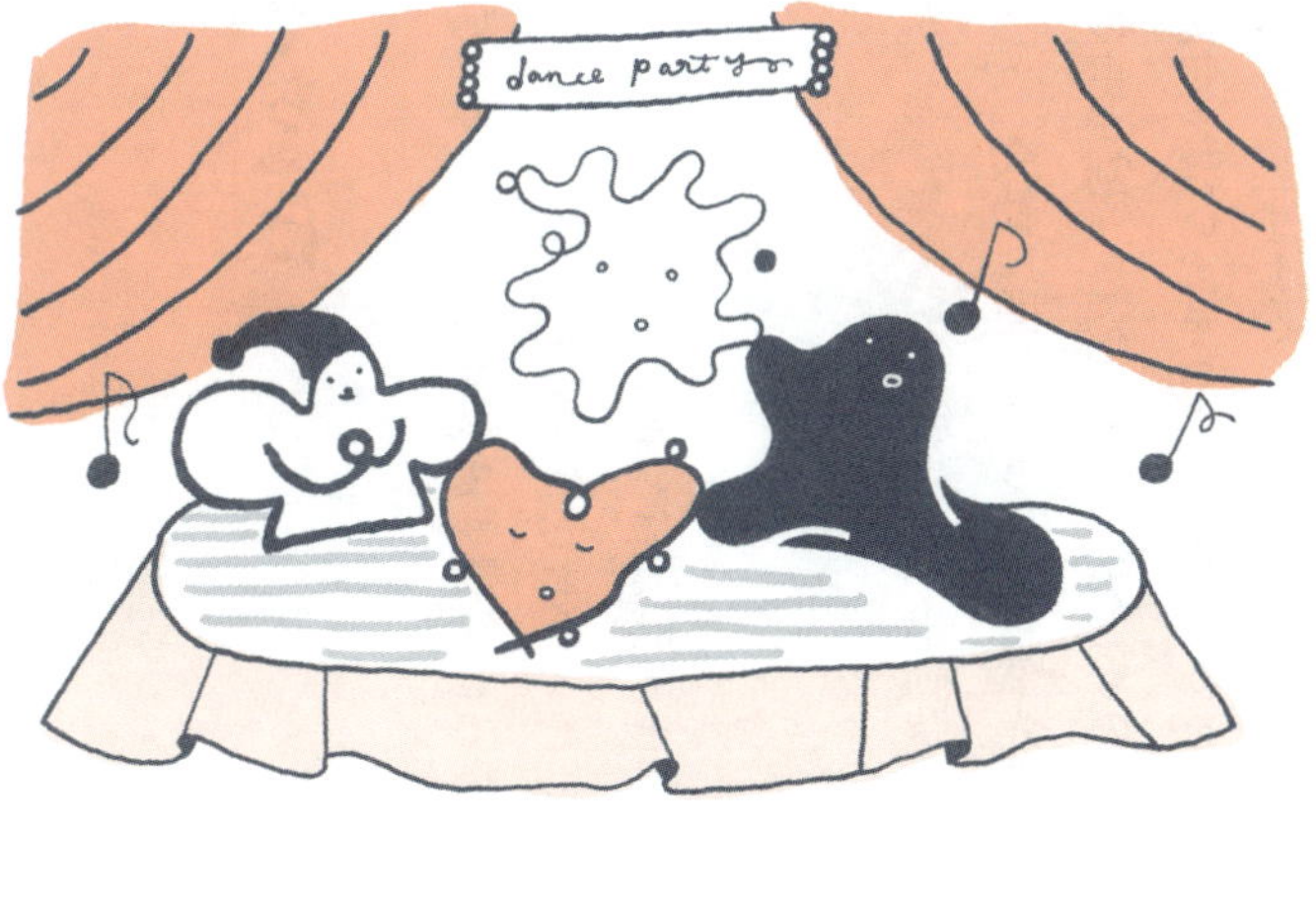

の時間帯にピークに達します。

現代式の暮らしで生活はぐちゃぐちゃに

誰もがこんなふうに暮らせたら、ステキだと思いませんか？　すべてが調和していて、ホルモンは分泌されるべきときにされる。最高です。でもご存知のとおり、そんなことは実際にはなかなかできません。現代の暮らしは、睡眠ホルモンに大混乱を引き起こしているのです。

平均的な日に自分がどんなふうに過ごしているか、考えてみてください。出勤時は渋滞にはまり、受信ボックスにはメールが山積みで、会社に閉じこもって自然光をじゅうぶんに浴びられません。帰り道ではどこかの車が割り込んできて、子どもの迎えに遅れてしまいます。その子どもたちは夕飯に文句を言い、そのうえ家じゅうを散らかすので、あなたは怒りが爆発します。家をなんとか片づけようとしていたところ、夜7時にイヤな上司からメールが届いたのでパニックになります。こうしたすべてが、アドレナリンとコルチゾールの引き金を1日中引き続けるのです。

このようなライフスタイルはつまり、ストレスホルモンが常に高く、エンジンを空ぶかししているような状態だということです。これに対処するため、私たちはリラックスしようと夜間ずっとスマホを触り続けたり、ネットフリックスでドラマを一気見したりして過ごします。ところが、画面からのブルーライトを思い切り浴びているせいで、カラダは昼間だと勘違いし、メラトニンの分泌が乱れます。そうやって眠れなくなるのです。

いったんリズムが狂うと、悪循環になりかねません。寝つけなくなると、眠れないことがますます気になります。こうした感情を抱えていると、カラダはさらなるストレスにさらされます。これはつまり、夜間にコルチゾールが高まり、そのせいでリラックスできず、疲れているのに目が冴えている状態になるということ。なかには、実際に眠ろうとするとアドレナリンが体内

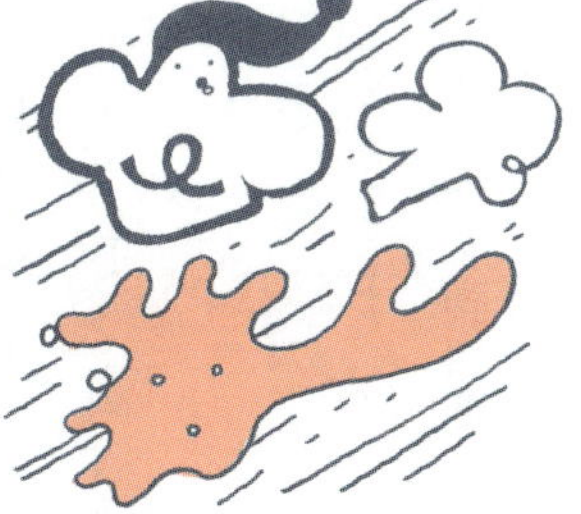

を駆け巡ってしまうという人もいます。哀れな脳が、眠ること自体を脅威だと認識してしまうのが原因です。ということで、何もかもがバランスを崩した状態で、今やあなたは副腎機能不全を抱え、眠れなくなってしまうのです。

悪夢になりかねませんよね、わかります。でもこれ、ハックできるんです。必要なのはホルモンを適切な時間に分泌させ、自然な概日《がいじつ》リズム（体内時計）と調和させること。

体内時計が睡眠をつかさどる理由

この地上のどこに住んでいても、すべての人が体内時計を持っています。どの細胞も例外なく、ほぼ24時間制の時計に合わせて働いており、人間が時計を発明するより前から、細胞は今が何時かわかるようになっていたのです。人類は数十万年かけて、このように進化してきました。そのため、人間は根本的に体内時計に合わせて動くようにできており、その体内時計は、光と暗闇の周期と完全に調和しています。

考えてみてください。雄鶏はなぜ毎朝、夜明けに「コケコッコー」と鳴き始めるのでしょうか？　目覚まし時計を持っているわけでもないのに。実は光でわかるのです。そして私たち人間も、同じように進化してきました。**明暗の度合いが、1日のさまざまな時間にさまざまなホルモンを分泌させるのです。**こうして誘発されたホルモンは、空腹感、活力、不安、リラックス、眠気などのすべてを左右します。

絶え間なく動き続けるせわしない現代のライフスタイルは体内時計のリズムを崩し、それが睡眠に悪影響を及ぼしています。もしかしたら、あと3000年もすれば人類は再び進化してこのライフスタイルに適応するかもしれませんが、私たちにとってそれでは遅すぎます。そのため、自然な概日リズムに自分を合わせ、睡眠・覚醒のサイクルを光と暗闇のサイクルに合わせていきましょう。

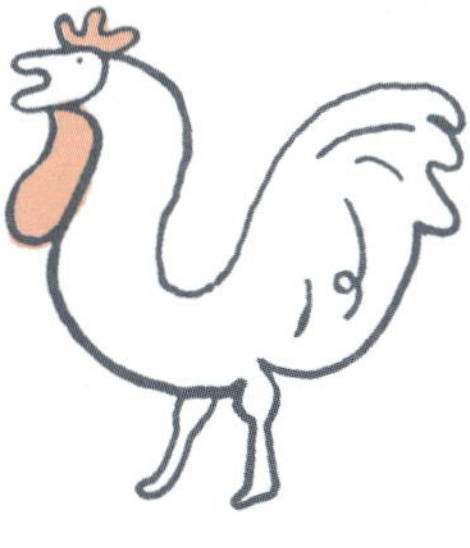

睡眠ホルモンのコントロールに活用できる4つの要素

適切なホルモンが適切なタイミングで分泌されるには、自分の体内時計をハックする必要があります。コルチゾール、アドレナリン、セロトニン、メラトニンのどれにも、魔法のような威力を発揮してもらいたいのです。でも、これらのホルモンは、自然な概日リズムと調和しているときだけしか、味方になってくれません。私たちがコントロールできる非常に重要な要素は4つあります。

【睡眠ホルモンをコントロールする4要素】

1. 光
2. 食べ物
3. 温度
4. 呼吸

1. 光

良質な睡眠は朝に始まる

睡眠の悩みの解決に、光がいかに重要であるか、どれだけ強調してもしすぎることはありません。すべては光に帰着します。そのうえ簡単にハックできて、なんといっても無料です！　光を浴びたとき、目という小さな存在が、その光からの信号を絶え間なく受け止めてくれます。網膜はホルモン受容体へと続く入口でもあり、触れたものによってどのホルモンを分泌するかというメッセージを脳に送り出します。

つまり1日のどの時間帯に、目を特定の光波に触れさせたり逆に避けたりするかによって、脳内の化学物質をハックできるのです。この点に関しては現在、科学的な研究が数多くなされており、光を浴びることによる脳や内分泌系への影響が示されています。

コルチゾールに朝の太陽

日光は、朝一番にコルチゾールの分泌を促します。コルチゾールは、その日を乗り切る元気とやる気を与えてくれるため、就寝時ではなく目覚めたときに必要です。**コルチゾールのバランスを取るためにまずできることは、朝、外へ出て自然光を浴びること。**これは寝室の照明をすべてつけるのとは違います。自然光と照明には同じ効果があるわけではないからです。

光の強度は、ルクスという単位で測定されます。光源による強度の違いは、信じられないほどです。

【光の強度比較】

- **明るい晴れの日：10万ルクス。2～3分でコルチゾール分泌。**
- **曇りの日：1万ルクス。コルチゾール分泌に30分ほど必要。**
- **明るい室内照明：1000ルクス。コルチゾール分泌までに数時間。**
- **薄暗い室内照明：100ルクス。想像がつきますよね……。**

窓も障害物になります。たとえば飛行機に乗っている場合、屋外に数分間いるのと同じ効果を得るには、窓から外を6時間も眺め続けなければなりません。

ということで、自然光を活用してコルチゾールを適切なタイミングで分泌することが大切です。コーヒーを片手に朝イチで外へ出て、空を眺めましょう。寒くて雨降りばかりの地域に住んでいる方でも、服装を工夫して外に出ることをおすすめします。私はドライローブ〔イギリスのサーフカルチャーから生まれたアウトドアブランド。ポンチョのようにして着られるコートが有名〕を持っていて、雨の日に外へ出るときは、パジャマの上からそれを着れば快適です。

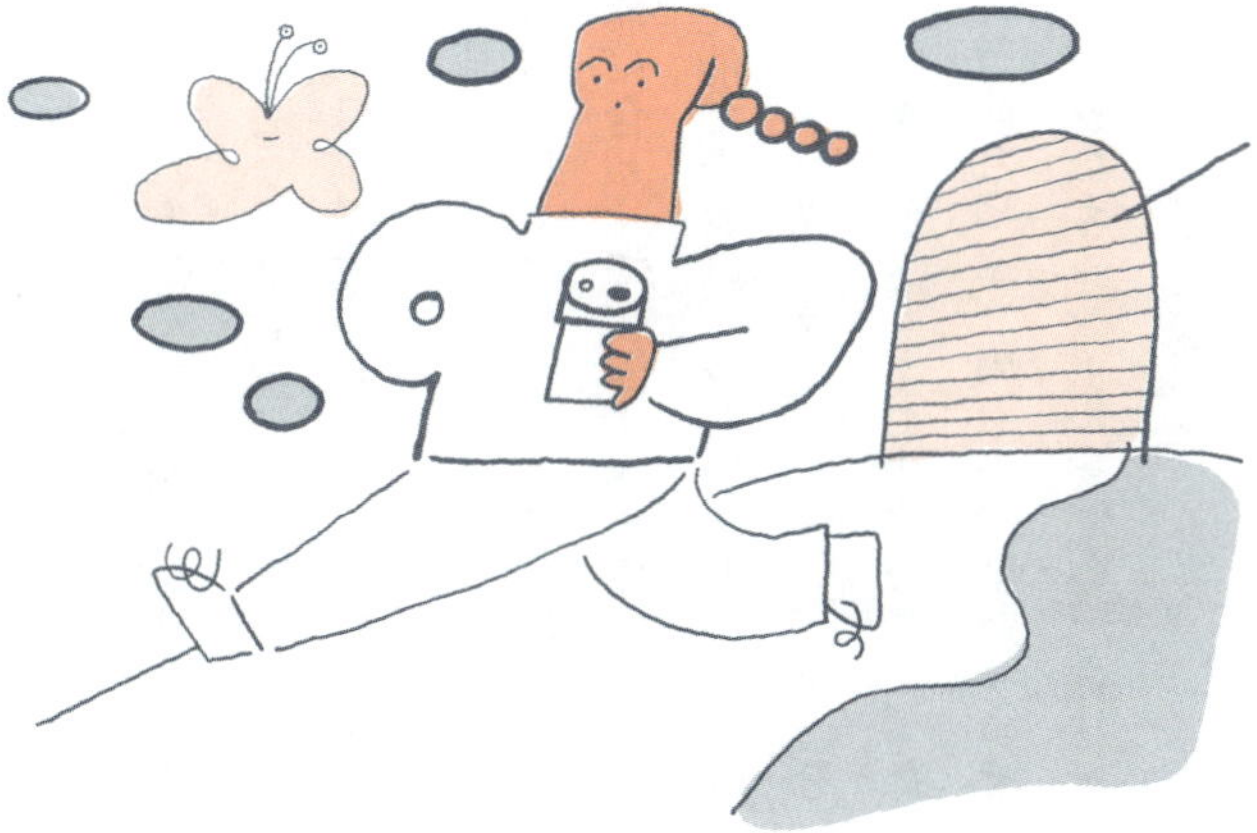

暗闇でメラトニンをコントロール

日差しが強いときはサングラスをかけたくなるかもしれませんが、朝はかけないことをおすすめします。サングラスをかけると、必要でないときにメラトニンが分泌されてしまいます。暗くなってきたから就寝時間だと、目が勘違いしてしまうのです。

代わりに、セロトニン↓メラトニンのパターンは夜に促しましょう。これは、自然光が陰るときに始まります。照明の明るさは、季節に合わせて調節すべきです。つまり、冬は早めに、夏は遅めに照明を落とします。可能であれば、眩しい天井の照明は消して、夕方の自然な日差しのような、温かくてソフトな光のランプを使い、室内を薄暗くしましょう。より暗い雰囲気を演出するなら、キャンドルもおすすめです。ただし、ホルモンを混乱させかねない香料プンプン、石油たっぷりのものではありません。**無香で自然な、大豆でできたソイキャンドルか蜜蝋のキャンドルを使い、香りが欲しいときはオーガニックのエッセンシャルオイルを使いましょう。**

ということで、日の傾きに合わせて照明の光度を下げていきます。**サングラスは夕**

方からかけましょう。変な気分かもしれませんが、今までのサイクルをリセットするために1週間くらい続けてください。夜間、寝室は可能な限り暗くします。遮光ブラインド（カーテン）がおすすめ。信じられないことに、たとえ目を閉じていても、肌に光が当たっただけでコルチゾールが活性化される可能性があります。そのため、薄いカーテンやブラインドのみの遮光ではなく、完全に真っ暗にしなければいけません。

どんな光であれ、夜に浴びればメラトニンの量に影響します。そのため、**部屋にテレビがある場合、待機状態を示す赤いランプの上にシールか絶縁用テープを貼りましょう**（もっといいのは主電源をオフにすることです）。**夜間にトイレに行くときでさえ、灯りはつけずに行ってみてください。**あのうっとりとするような眠気を催すメラトニンをカラダが適切な時間につくるために必要なことは、すべて試してみてほしいのです。

自然光VSブルーライト

自然光は、「フルスペクトル」と呼ばれています。つまり、虹に含まれるすべての色彩と、紫外線や赤外線など人の目には見えない光波も含んでいるという意味です。スマホ、タブレット、ノートPCなどの画面はどれも、人工的な青色スペクトルの光（ブルーライト）を発しています。青色スペクトルの光は自然の太陽光に似ており、先史時代から変わらない人間の脳には、違いがわかりません。そのため、脳が「さて、そろそろメラトニンを出して気持ちよく寝るか」と考えるのではなく、300万年に及ぶ進化を経てもなお「日差しが出てきたぞ。狩りの時間だ！」と解釈するのです。

というわけで、もしあなたが午後10時以降にスマホをいじったり、ネットフリックスを見たりしているなら、脳を混乱させてしまいます。ホルモンの分泌にとって、これは大惨事です。本来分泌すべきときに、メラトニンが分泌されないわけですから。ドラマを一気見したあとでも眠れはするかもしれませんが、カラダが休まる熟睡にはならないでしょう。コルチゾールの残りがまだ全身を駆け巡っているからです。

ブルーライトを制限した効果を実際に目にすると感動的です。数年前、パートナーと一緒にキャンプに行ったとき、普段は夜更かしの彼が午後10時には寝ていました。ブルーライトがなかったからです。スマホもタブレットもなかったおかげで、メラトニンの分泌を邪魔されず、彼はぐっすりと眠れたのです。

私は別に鬼ではないので、午後6時以降は全デバイスを禁止にして、薄暗い照明の下で編み物か何かをして過ごせなんて言いません。でも、もしなかなか眠れない人が、**どうしてもデバイスを使いたいなら、ブルーライトをカットするメガネをかけることでハックできます。**最近はオンラインで安く買うことが可能です。このメガネは、私にとって大革命でした。画面から出てくる、脳を昼間だと勘違いさせるブルーライトを遮ってくれるのです。私は、夜にテレビやスマホを見るときにかけています。

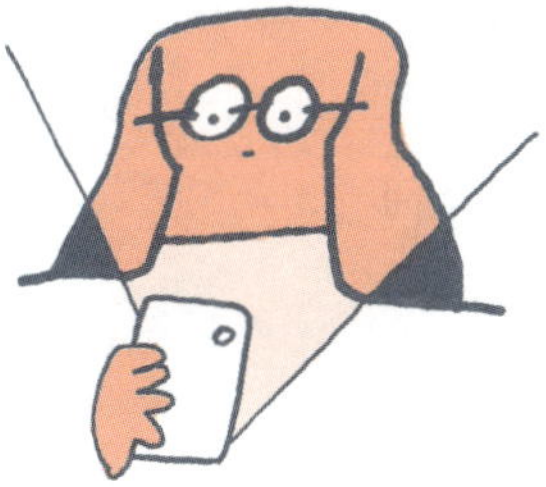

2. 食べ物

何を、いつ、どう食べるかが睡眠に影響

睡眠を改善するもう1つの強力なハックは、食べ物です。そして「何を」食べるかと同じくらい重要なのが、「いつ」食べるかということ。睡眠ホルモンのメラトニンに変化する、セロトニンの分泌量をサポートするためです。そしてメラトニンが適切なタイミング、つまり就寝時間に分泌されるようにしたいのです。驚きですが、睡眠は食べるものによって確保されると言っても過言ではありません。

もしあなたがなかなか眠れないのなら、セロトニンの量が少ないのかもしれません。アメリカのカリフォルニア工科大学の研究者は、自然な疲労度合いである「恒常性の睡眠圧」の高まりと、脳内のセロトニンの間には、直接的な関係があることを発見しました[※3]。ですから、もしセロトニンが枯渇していれば、あまり眠さを感じられないはずです。でもハックできるので、心配はご無用。すべては腸から始まります。

※3 https://www.sciencedaily.com/releases/2019/06/190624173822.htm

腸の健康とマイクロバイオーム

ぐっすり眠りたいなら、腸の健康を考える必要があります。恐らく、あなたが睡眠不足でかかりつけ医に診てもらっても、そうは言われないでしょう。でも、睡眠にとって、腸の健康は絶対に必要不可欠です。33ページでした「セロトニンの95％が腸内でつくられる」という話を覚えていますか？　セロトニンの生成をサポートするには、健康な腸内マイクロバイオームが必要なのです。

腸内マイクロバイオームとは、あなたの大腸に共存している何十億という細菌や、その他の微生物によるコミュニティ

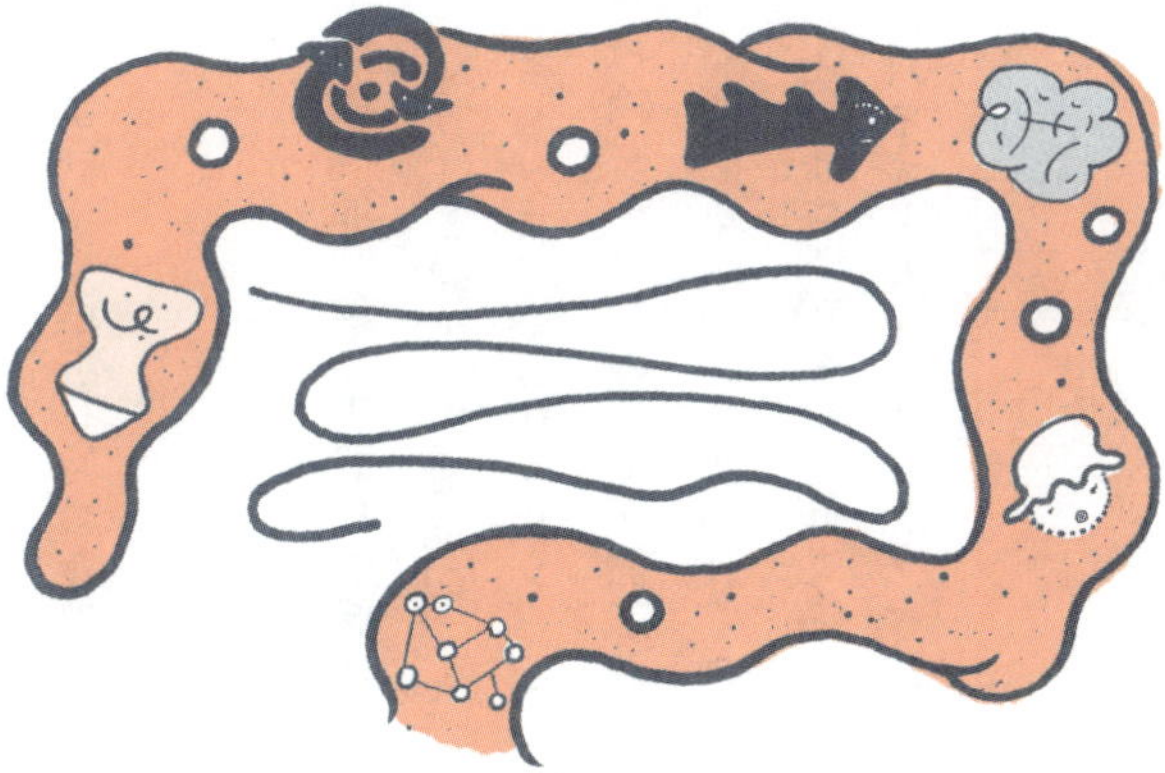

です。腸内マイクロバイオータ〔微生物叢。マイクロバイオームはこれに遺伝子物質を含めたもの〕が健康、消化、代謝、免疫機能、ホルモン生成にどれだけ重要であるかを、科学者たちはようやく理解し始めたところです。

腸内マイクロバイオームの多様性を壊す原因の1つに、加工食品の取りすぎがあります。加工食品とはつまり、自然な状態ではなく、パッケージに入った食品のこと。調理済みの食事、チョコレートバー、シリアル、ポテトチップス、クロワッサン、さらにはいわゆる「ヘルシー」とされる完全菜食主義の食べ物、それらの多くが加工された食品であり、そこには砂糖など炎症性の高い材料や植物油がたっぷり使われています。実際に複数の研究で、加工食品ばかりの食習慣は、セロトニンの生成を止めることが確認されています。そのような食事は、腸内マイクロバイオームとトリプトファンの量に悪影響を及ぼすのです。

健康的で多様な腸内マイクロバイオームだけが、じゅうぶんなセロトニンを生成できます[※4]。そしてセロトニンはその後、ご存知のとおりメラトニンになります。そのため、砂糖がたくさん入った加工食品を1日中食べているのなら、睡眠障害や、その

※4 https://www.wellandgood.com/foods-that-deplete-serotonin/

他の健康問題に悩まされる可能性が高くなります。

発酵食品のパワー

うれしいのは、健康的な腸内マイクロバイオームとセロトニンの量をサポートしてくれる、簡単で手軽な方法がたくさんあることです。**発酵食品は、今や腸内マイクロバイオームの多様性を高める**ことでよく知られており（腸内細菌が多様であればあるほどカラダにいいのです）、科学的な研究でも、そのすばらしい効果が証明されています[※5]。

アメリカのスタンフォード大学で最近行われたある研究では、2つのグループを比較しました。発酵食品が豊富に含まれる食事を取ったグループと、食物繊維が豊富な食事を取ったグループです。発酵食品を食べたグループは、腸内マイクロバイオームがより多様で、分子レベルでの炎症が低下していました。研究チームの1人はこれを「驚きの発見」と表現しており、私もまったく同感です。

※5　https://med.stanford.edu/news/all-news/2021/07/fermented-food-diet-increases-microbiome-diversity-lowers-inflammation

【代表的な発酵食品】

・ケフィア・ヨーグルト
・コンブチャ（お茶をベースにした微発泡飲料）
・ザワークラウト
・サワードウ・ブレッド（天然酵母サワードウが主原料のパン）
・生チーズ
・キムチ

リスト下段の3つは、私の夜のおつまみにぴったりです。それからコンブチャも、1日のどの時間にも好んで飲んでいます。若干コンブチャに依存気味かもしれませんが、ワインに依存するよりもカラダにいいですから！　腸内マイクロバイオームの善玉菌を元気にしてくれます。

トリプトファンの量を増やそう

トリプトファンとは、やがてセロトニンになるアミノ酸です（それがさらにメラトニンになります。もう覚えていますよね）。人間はこのアミノ酸を自力でつくれないため、**トリプトファンが豊富な食べ物を摂る**必要があります。理想としては夜、就寝の数時間前に食べるといいでしょう。

【トリプトファンを摂るのにぴったりな食べ物】

- 白米
- 白肉（鶏肉や七面鳥――オーガニックのもので、もも肉よりも安くて栄養価が高い胸肉などを選びましょう）
- 牧草飼育された赤肉
- 卵
- ナッツ類
- レンズ豆（調理する前に一晩水に浸けたものがベター）
- ごま
- ひまわりの種
- 白身魚
- サクランボ（特にモンモランシー種）
- アボカド（熟しすぎていないもの）

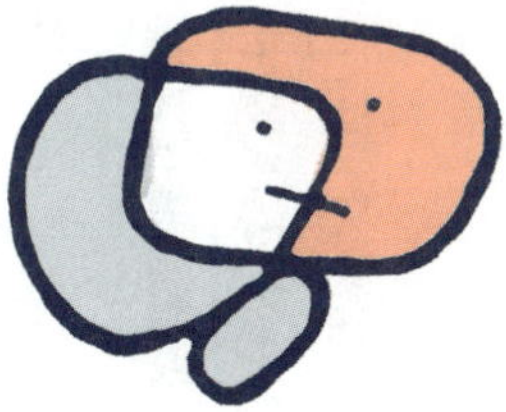

・バナナ（同右）

アミノ酸の量を増やすちょっとしたハックとして、私は**ご飯を炊く際、牛などの骨から取ったダシ汁（骨スープ、ボーンブロス）を使うか、コラーゲンペプチド（10ｇ）を加えています**※6。また、食事のあとにまだ少し口寂しいときには、次の食材を使って、トリプトファンを増やすスムージーをつくります。

【トリプトファンを増やすスムージー】

・バナナ…1本
・生乳…グラス1杯（腸内細菌のためになる善玉菌が豊富）〔生乳は無殺菌の牛乳で、日本では限られた場所のみで購入可能〕
・牧草飼育された動物の骨を使ったボーンブロスパウダー…15ｇ
・カカオパウダー…大さじ1杯弱（カカオには微量のカフェインが含まれるため、カフェインに敏感な人は入れないでください）
・バニラエッセンス…数滴
・ステビア甘味料…1、2滴（お好みで）
・海塩…ひとつまみ

※6　https://www.healthline.com/nutrition/bone-broth#vitamins-and-minerals

これらをすべてブレンダーに放り込んで、寝る2時間くらい前に飲みます。これを飲めば、チョコレートバーに手を出すのも防げます。

また、トリプトファンはサプリメントで摂取することもでき、炭水化物と一緒に摂ると効果的です。でも正直に言うと、私はサプリメントよりも食べ物の方がいいと常に思っています。なぜなら、健康になる食べ物を腸にも与えているわけですから（それに食べ物の方が必ず、結果として安上がりになります）。とはいえ、ジャンクっぽい食べ物しか食べられる状況にないのなら、サプリメントを活用するのがよいでしょう。睡眠の助けになるサプリメントについては、のちほど説明します。

セロトニンのサポートには健康的な脂質を食べよう

また、**低脂肪食品は選んではいけません。**１９８０年代、90年代に世間で流行していましたが、低脂肪は健康によくありません。そして睡眠に関して言えば、低脂肪食品は非常に大切なセロトニン生成を阻害してしまう可能性があります。**良質な脂肪は、オメガ3のような必須脂肪酸などのように細胞をつくる基本的な要素となるため、食習慣に必要なのです。**ということで、食事にはできるだけ左記のようなオメガ3脂肪酸が豊富に含まれる食べ物を取り入れましょう。

【オメガ3脂肪酸が豊富な食品】

- **サバ**
- **クルミ**
- **イワシ**
- **チアシード**
- **鮭**
- **牡蠣やキャビア（ちょっと豪華な気分のときに♪）**
- **アンチョビ（カタクチイワシ）**

きちんとした食事で注意すべきはカロリーではなく化学物質であり、そして脂肪を恐れるべきではありません。ホルモンがいかに食欲をコントロールしているかについては、次の章で詳しく説明しますが、ここでは、脂肪がなければ人は死んでしまう、とだけ覚えておいてください。そのくらいシンプルな話なのです。

良質な睡眠をサポートするサプリメント

前述のとおり、錠剤を山ほど口に放り込むよりも、良質な食べ物の方がカラダによく、安上がりです。肉や魚には、サプリメントの形にできないものなど（科学はまだそこまで発展していないのです）、非常にたくさんの微量栄養素が含まれています。とはいえ、もっとよく眠れるよう力になってくれるサプリメントはいくつか存在します。もちろん、全部いっぺんに飲むことを提案しているわけではありません。ですが次のリストのうちいくつかは、選択肢に入るでしょう。1つずつ試して、飲んだあとにどんな感じがするか気にかけてみてください。いろいろ試して、自分に効果があるものを探しましょう。

マグネシウム

マグネシウムは、非常に多くのカラダの機能に必須のミネラルですが、とりわけ睡眠の調節に欠かせません。その理由は、鎮静作用があり、メラトニン生成を管理している神経系の部分をマグネシウムが活性化するためです。さらには、落ち着きをもたらすGABA受容体も活性化します※7。マグネシウムのサプリメントにはさまざまな種類がありますが、**睡眠に一番人気で、ほかと比べるとお腹にやさしいのは、グリシン酸マグネシウムです。**1日の摂取量の目安は250〜300mgです。

● L-テアニン

お茶やきのこに見られるアミノ酸で、GABAやセロトニンの量を自然にアップさせることで眠りをサポートしてくれます。カプセルやパウダーがありますが、私は**毎朝、コーヒーと一緒に100mgのカプセルを飲んでいます。**これを飲むと、カフェインでピリピリする感覚がなくなり、落ち着いているのに頭ははっきりしている、心地よい状態を味わえます。**寝る前にも、水と一緒に400mg飲んでいます。**

● タウリン

これもアミノ酸で、体内に存在し、心臓血管機能、筋肉の発達、中枢神経系にとって非常に重要な役割を果たします。タウリンが睡眠に欠かせない理由は、脳内のGABA受容体を活性化し、メラトニン生成にも

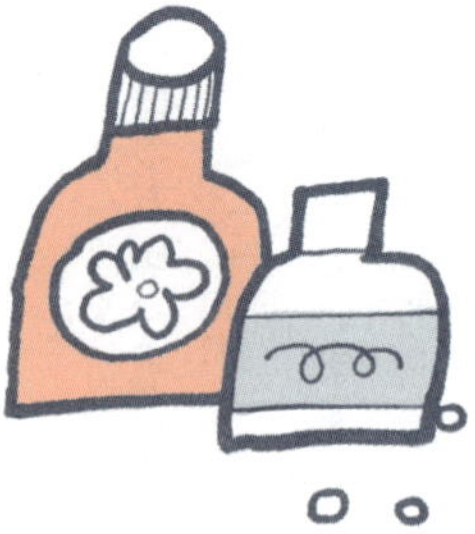

※7 https://www.healthline.com/nutrition/magnesium-and-sleep#TOC_TITLE_HDR_9

関与しているからです。**就寝1時間前にタウリン500～1500mgを目安に摂取するとよいでしょう。**ちなみに、タウリンはレッドブルにも入っています。でも、睡眠補助薬としてレッドブルを飲むのは絶対におすすめしません。

5－HTP

人のカラダは、まずはトリプトファンを5－HTPに変え、それがセロトニンになりメラトニンになります。5－HTPの量はサプリメントで増やすことが可能で、パウダーやカプセルがあります。**就寝1時間前に100～200mgを飲むといいでしょう。**もし、うつの治療で「選択的セロトニン再取り込み阻害薬」を飲んでいる場合は、影響する可能性があるため、必ず医師に相談してください。

ビタミンD

「ビタミンのフリをしているけど本当はホルモン」のビタミンDは、さまざまな睡眠機能に関係しているため、くつろぎの状態に入るのに役立ちます。サプリメントで摂るときは、メラトニン生成に影響するため、**夜ではなく朝、良質な脂質と一緒に飲むようにしましょう。**

カンゾウ根エキス

副腎の調子が崩れているいるせいで、心臓がドキドキしたり、寝ることにパニックや不安を感じたりしてしまうなら、カンゾウ根エキスが力を貸してくれます。グリチルリチン酸を含み、健全なコルチゾール値の維持に役立つため、**朝に飲みましょう。**スポイトつきの液体になっていることが多いので、それを少量の水に薄めて飲みます。

亜鉛

亜鉛は自然とテストステロン量を引き上げます。テストステロン不足は、不眠症の原因になることがわかっています[※8]。適量の亜鉛は、入眠時間を短くしつつ、睡眠時間を伸ばすことが明らかになっています。

アシュワガンダ

リラックス作用のあるアダプトゲンの1つです。**「アダプトゲン」とはあらゆるストレス要因に抵抗するのを手伝ってくれる植物由来の生薬のこと。**アシュワガンダは、入眠時間を短縮し、睡眠時間を伸ばし、睡眠の質を高める可能性があることが研究で

※8 https://www.everydayhealth.com/hs/low-testosterone-guide/good-sleep-low-testosterone/

示されています。**カプセルやパウダーを飲み物に溶かして飲みます。**ただし、アンヘドニア〔何にも関心を持てなかったり、感動できなかったりする感覚〕を引き起こす可能性があるので注意してください。試すときは、控えめに少量ずつがよいでしょう。

霊芝《れいし》

きのこである霊芝もまたアダプトゲンで、良質な睡眠をサポートする強力な効果があります。霊芝に含まれる、鎮静作用のある化合物のおかげだと考えられています。初めてなら**寝る前に霊芝茶をゆっくり飲むのもおすすめですが、カプセルなどで飲むこともできます。**

3. 温度

涼しさを保つ必要がある理由

睡眠の改善には、冷気に触れることが信じられないくらい効果的です。夜ぐっすり眠るには、暖かくて心地いい湯たんぽや電気毛布が理想的なお供だと言われて育った私たちにとって、狂気の沙汰に思えるかもしれません。でも冷気は、睡眠に適切なホルモンを生成するのに役立ちます。ここで、私にとても効果のあった冷水シャワーの必要性を力説させてください。冷水に触れることがなぜすごいのかを裏づける、確固とした科学的な証拠があるのです。

迷走神経を刺激

迷走神経とは、脳から腸まで続く体内でもっとも長い神経で、副交感神経系の主要部分です。副交感神経系は基本的に「休息と消化」に関係し、休息時にカラダが行う自律機能をすべて調節しています。この副交感神経系がカラダを修復モードにして、心拍や呼吸を遅くします。だからこそ、迷走神経の最適な働きが、睡眠にとても重要なのです（また、膀胱のコントロールもしています。寝ている間におしっこをしないのはそのおかげです）。対照的に、交感神経系は「闘争・逃走」反応をコントロールし、日中、行動できるようにしてくれます。

つまり簡単に言うと、

副交感神経系＝鎮静
交感神経系＝興奮

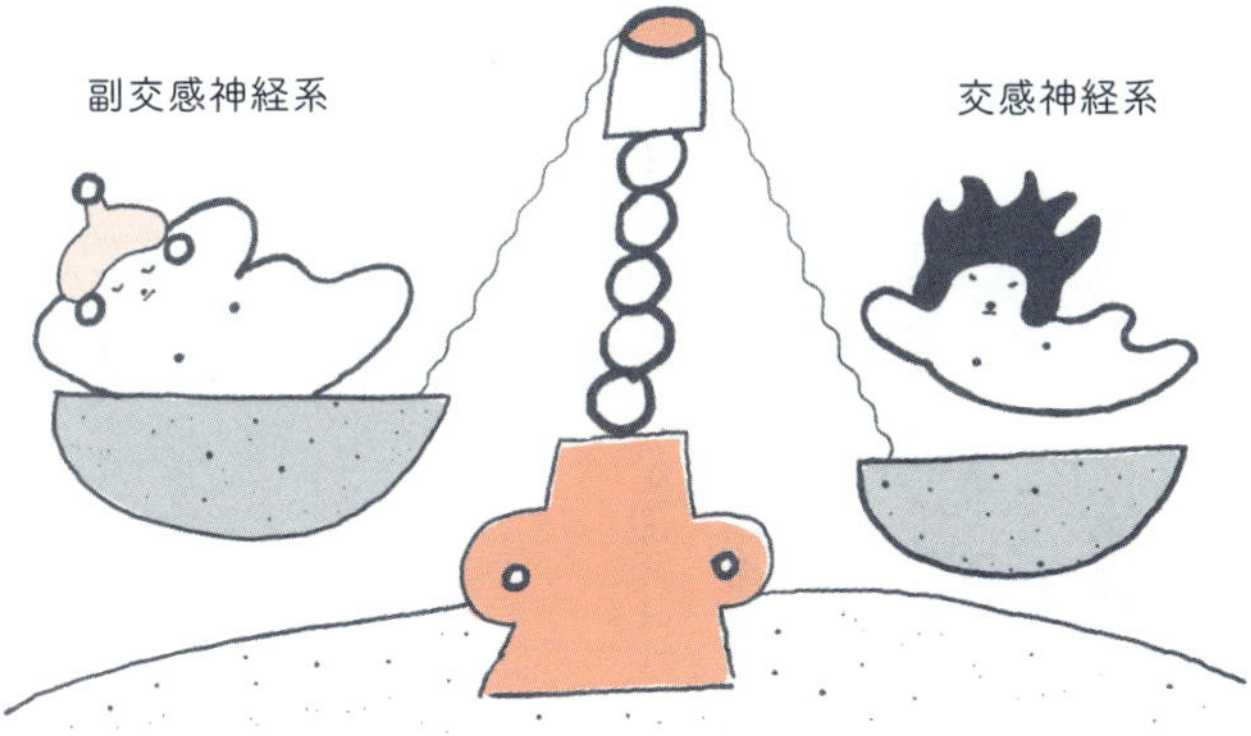

副交感神経系の75〜80%ほどをコントロールする迷走神経を上手に使えば、副交感神経系を活性化させ、自分を落ち着かせることができます。そしてこの迷走神経は、冷水にさらされるのがこのうえなく好きなのです。

冷水が効く理由

カラダを低温状態にさらすと、迷走神経が刺激されます。そして迷走神経は休息と消化のための、体内の超高速コミュニケーション手段なのです。カラダは冷水という「ショック」に対して「待って、何が起こってるの?」と反応し、自分を落ち着かせるために、副交感神経ホルモンを次々と分泌します。これが、良質な睡眠に効果的です。

冷水は私にとって、驚くほど効果的でした。私がよくやるのは、まず家庭用赤外線サウナ(アマゾンで購入)に入って、カラダの芯まで熱くなって全身汗だくになります。そのあと、冷水シャワーを浴びるのです。背骨の一番上にある迷走神経の位置にちょうど来るように、氷のように冷たいシャワーをうなじに当てます。シャワーから出て20分ほどすると、リラックスするようなホルモンがどっと出て、気持ちのいい眠気がやってきます。

歌ったりハミングしたりもまた、迷走神経にとてもいいことが知られています。そのため、前述の方法をパワーアップさせるには、冷水シャワーを浴びながら大声で1曲歌うのもいいかもしれません。

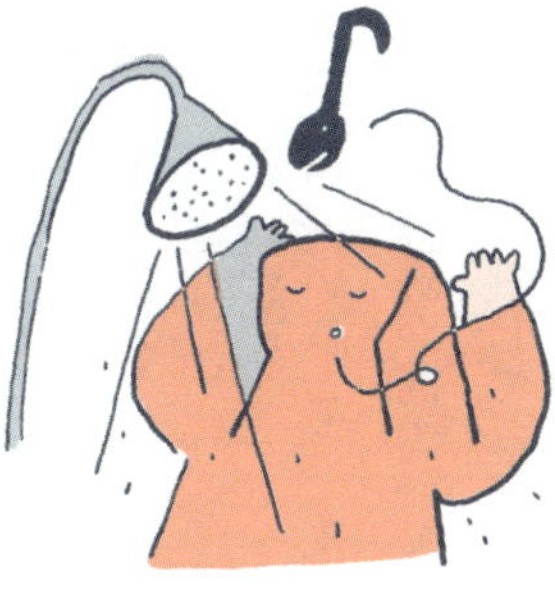

冷水に慣れる方法

とはいえ、冷水シャワーを浴びたい人なんていませんよね。私もいまだに、「やめなよ」という心の声と闘わないとできません。温かくて快適なところにいたいのが人間の性《さが》ですから。**これまでやったことがない人には、いきなり冷水シャワーを浴びるこ**

とはおすすめしません。叫び声を上げてすぐに飛び出してくるだけでしょう。ですから、まずはカラダをかなり温めてから冷水シャワーを浴び、徐々に慣らしていくのがよいでしょう〔65歳以上の高齢者や高血圧などによる動脈硬化の恐れがある方は、急激な温度変化に要注意〕。

要は、冷たさを欲するようにカラダを騙すのです。私が冷水シャワーを始めたばかりのころ、まずはとても熱いサウナに入りました。汗だくになりながらポッドキャストを聞き、頭の血管が脈打っているのを感じるくらいカラダを熱い状態にして、耐えられる限り我慢します。ポッドキャストが終わるころには、ものすごく暑くて、冷たい水を浴びたくてたまらなくなります。ぜひ試してみてください。熱さのあとに浴びる冷水は快適で、心地よく冷えたシャワーの水を飲みたいと思うくらいです。実際は、続けていればそのうち慣れて、毎回そこまで冷たいとは思わなくなるでしょう。

でも1つお伝えしたいのは、誰にとっても効果があるわけではないということ。友達のルーシーが冷水シャワーを試したところ、終わったあとすっかり神経が高ぶってしまったと言っていました。でも、自分には何が効果的なのか、まずは試してみないとわかりません。1週間やってみて、様子を見てください。冷水シャワーをまずは30

秒浴びてみます。最長でも2分までにしましょう（そこまで我慢できれば、の話ですが）。

毎日冷水を浴びる必要はありません。むしろ毎日はやらない方がいいでしょう。カラダがその刺激を当たり前のものとして予期しないように、ランダムにした方がいいのです。週2、3回でもかなり役立ちます。また、**就寝の少なくとも1時間以上前にやるようにしてください。**あるいは、朝の方がしっくりくるという人もいるかもしれません。いろいろ実験してみて、自分にベストな方法を見つけましょう。

温度を下げる

もう1つ、冷水シャワーより簡単で怖くもないハックの方法は、**夜間の寝室の温度を、暑くなりすぎないようにする**こと。深い眠りに入ると、体温は自然と下がります。それをサポートしたいのです。寝室が暑すぎて風通しが悪いと、睡眠に悪影響を与えて、眠りに入りにくくなったり、必要不可欠なレム睡眠に到達することが難しくなりかねません。熱帯夜を思い出してください。蒸し暑いと、寝苦しくて最悪の気分になりませんか？

寝室の温度は17～19度が理想的なので、まずは暖房の設定温度を下げるといいでしょう。布団の中でかなり暑くなってしまうようなら、**冷却マットを使う**という方法もあります。そこまで眠れないタイプの人でなくても、夏の時期は快適だし、更年期のほてりにも最適です。もし寝つきが悪いなら、ぜひ試してみてください。

4. 呼吸

「呼吸」は、サプリメント以外でもっとも素早く体内の化学物質を変える方法で、ベッドから一歩も出ずに滝のようにホルモンを分泌させることができます。睡眠を改善するハックの中では、一番手っ取り早くできることだとも言えます。「緊急時に使う」手段としてもぴったり。「ブレスワーク」とは、呼吸を使って自分のカラダの状態に意識を向けること。せわしなく動き回る思考から意識を離して、カラダへと向けるのです。生活習慣を大きく変える必要もなければ、どこかに行かなければいけないわけでもありません。夜中の3時にベッドに横たわったまま行うことだってできます。なんといっても、お金は一切かかりません。

深呼吸で眠れるようになるわけ

呼吸に睡眠を促す効果があるのは、副交感神経系に働きかけるためです。深呼吸をすると迷走神経にメッセージが送られ、それによって心拍数が下がります。深呼吸をすることで、ゆったりとリラックスさせてくれるホルモンを活性化するのです。

深呼吸のパワー（と冷水）のすばらしい提唱者といえば、ヴィム・ホフです。「アイスマン」として世界的に知られるオランダ人男性で、モチベーションをものすごく上げてくれる講演者の1人でもあります。私は**ヴィム・ホフ呼吸法**を実践していますが、睡眠であれ何であれ、精神面で危機的な状況に直面したら、まず頼りにしているのがこの呼吸法です。私の場合、ヴィム・ホフ呼吸法を3～4回繰り返しますが、全部で15分くらいかかります。でも、やる気を失わないで。取り組んでいるうちに時間の感覚が不思議と変わってきます。

やり方は次のとおりです。

【 ヴィム・ホフ呼吸法 】

①

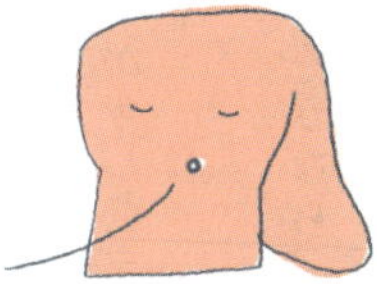

素早く深く息を吸い込んで素早く吐き出すのを1セットとし、35回繰り返します（風船を膨らませるときのように）。私はこれを、頭が少しクラクラするまでやります。

②

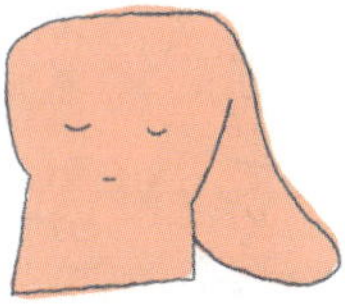

35回目で
息を吐きだしたら、
できるだけ長く息を止めます。

③

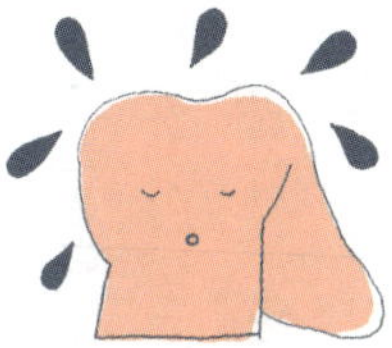

少し苦しくなったら
大きく深く息を吸い、
10秒止めてから吐き出します。

④

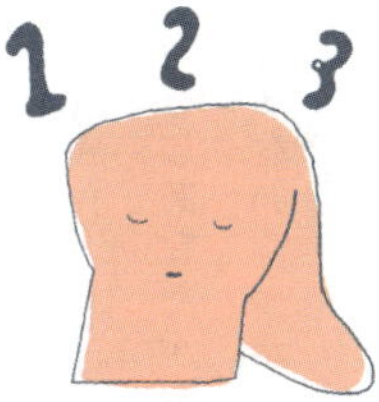

これを3回繰り返します。

これをしたあとは、心地いいホルモンが次々と流れ出るのを感じられます。私にとってはこれが、セロトニンを出して気分を落ち着かせ、必要以上にネガティブに考えるのを阻止するための一番手っ取り早い方法です。瞑想も同じくセロトニンとメラトニンを分泌しますが、それとよく似た効果があります。もしあなたが不眠症で悩んでいるなら、自分に効くものを見つける手段として、瞑想法をいくつか試してみることをおすすめします。

ガイドつきの瞑想アプリを活用しよう

疲れ切っていて夜中に目覚めてしまうのに、瞑想やブレスワークに取り組むなんてムリだと感じるかもしれません。なんとかしようとすら思えない気分もわかります。

もしあなたもそうなら、**ブレスワークや瞑想を音声でガイドしてくれるアプリを使う**ことをおすすめします。声が誘導してくれるので、ずっとやりやすいはずです。私も自分がいつもより無力に感じるときは、ヴィム・ホフ呼吸法のやり方を知っていても、アプリを使って誘導してもらいます。

ところで、やる気が出ないのはまったくもって普通のことです。誰かにお尻を叩いてもらわないといけないときもあるものです。常に意志力を持ち続けるなんて、不可能ですから。アプリストアで「瞑想」や「深呼吸」のキーワードを検索してみるとよいでしょう。ほかのアプリとしては、Calm（カーム）、Headspace（ヘッドスペース）、Insight Timer（インサイト・タイマー）もおすすめです。どのアプリにせよ大切なのは、自分に一番合ったものを見つけること。それには、いろいろ試してみる必要があるかもしれません。

口にテープを貼ると効果的な理由

もう1つ、睡眠を改善するための超シンプルなハックは、口をテープで閉じること！　呼吸は口ではなく、鼻でする方がいいのですが、多くの人は寝ている間、口で息をしています。

鼻呼吸によって、鼻の穴で生成された一酸化窒素が肺に送られます。それが酸素を増やし、血流をよくして、血圧を下げ、睡眠を改善するのです。口で呼吸をすると、イビキをかく可能性があるだけでなく、高血圧や睡眠時無呼吸症候群〔寝ている間、一時的に呼吸が止まること〕さえも引き起こしかねません。しかも、口呼吸は喉が乾燥するため夜中に目覚めるかもしれず、それでコルチゾールが分泌されると、眠りに戻るのが難しくなりかねません。

もし口呼吸をしていることを自覚しているなら、口にテープを貼ってみてください。そのためにつくられたテープが売っているのでそれを買うか、肌に使う普通のテープでも代用できます。唇をすべて覆うように貼る必要はありません。短く切ったテープを口の真ん中に、上唇から下唇にかけて縦に貼るだけで、カラダは鼻から呼吸するようになることが研究によって明らかになっています。アドバイスとしては、テープを貼る前に唇にワセリンを塗ること。こうすると、朝剥がすときに肌を痛めません。

「睡眠衛生」の限界について

よく眠れない人は恐らく、睡眠の助言を求めて、これまで何度もググったことでしょう。そして「睡眠衛生」〔良質な睡眠を取るために、睡眠にまつわる問題を解消し、睡眠環境をととのえること〕という言葉を目にしたかもしれません。ベッドの居心地をよくする、遮光ブラインドを使う、寝室でデバイスを使わない、夜はカフェインを控える、寝る前にマインドフルネスでリラックスするなどなど。

こうしたアドバイスが特に悪いわけではありませんが（そしてほとんどは、本章で言っていることと同じです）、あまりに睡眠衛生に固執してしまうと、うまくいきません。このテーマで広く執筆している、睡眠の専門家であり「不眠クリニック」の創設者でもあるキャサリン・ピンカムも、睡眠衛生にこだわることが必ずしもよい結果をもたらすわけではないと述べています。「実は、不眠症の人にとって、睡眠衛生が治療として役立つという証拠はほとんどありません[※9]」

ということで、「正しい」睡眠衛生のあれこれをすべてしているのにまだ眠れなくて

※9　https://www.theinsomniaclinic.co.uk/blog//sleep-hygiene-does-it-really-work

も、心配しないでください。代わりに、本書で紹介しているホルモンの分泌に直接働きかけられる方法を試してみましょう。

あなたに合ったハックの見つけ方

ホルモンがいかに睡眠をコントロールしているかについて、私はたくさん学んできました。そして私自身の体質や年齢的な変化に合った効果が出るように、学んだ知識を生活の中で実践してきました。人は持って生まれたものを変えることはできません。

運よく私の家族は、私が朝型でパートナーが夜型。そのため、彼は必要なら子どもたちのために夜中に問題なく起きられますが、朝起こそうものなら悪夢です。一方の私は、コルチゾールがドッと出るのを感じるやいなや、もう起きています。そして、朝はできるだけ元気が出るようなことをして過ごします。たとえば、子どもたちを送り出したあとに運動するなどです。もし9時〜5時の仕事をしていたら、朝6時に起きて子どもたちが起きる前にランニングに行くなど、自分にとって効果がある習慣を続けただろうと思います。

私は昼間になると、かなり動きが遅くなり、午後3時には無言になっています。午後に運動しようものなら、そのあとは使いものにならなくなるし、不機嫌で神経が高ぶった感じになります。そのため、午後の運動は自分には合わないのだと学びました。夜には、サウナに入ってから冷水シャワーを浴びたり、気分をリラックスさせる炭水化物を軽食として食べたりなど、セロトニンとメラトニンの分泌を促します。寝るときは、新鮮な空気が常に入ってくるように窓を開け放ち、アイマスクとワックス耳栓をして、まったくセクシーでない格好で寝ます。犬と一緒に寝ると心底ほっとしますが、多くの人にとっては犬と寝ることがリラックスにはならないということも理解しています。

何が言いたいかというと、**何が効果的かは人によるので、あなたにとって効果的なものは何か、実験しながら模索しなければいけない**ということです。平均的な人なんていないし、私たちは誰もが、必要なことやプレッシャーの異なるそれぞれの人生を生きています。そしてもちろん、睡眠の悩みも人それぞれです。そのため、**本章で読**

んだものは、あなた自身の生活とスケジュールに合わせるようにしてください。

睡眠環境をととのえる

まずは、睡眠環境のチェックリストをつくり、自分で気づかないうちに睡眠に影響しているものがないか、確認しましょう。次の項目を自問し、必要なところを変えていきます。

・夜間の室内の温度は何度ですか？

20度より高ければ、空調の温度を下げましょう。

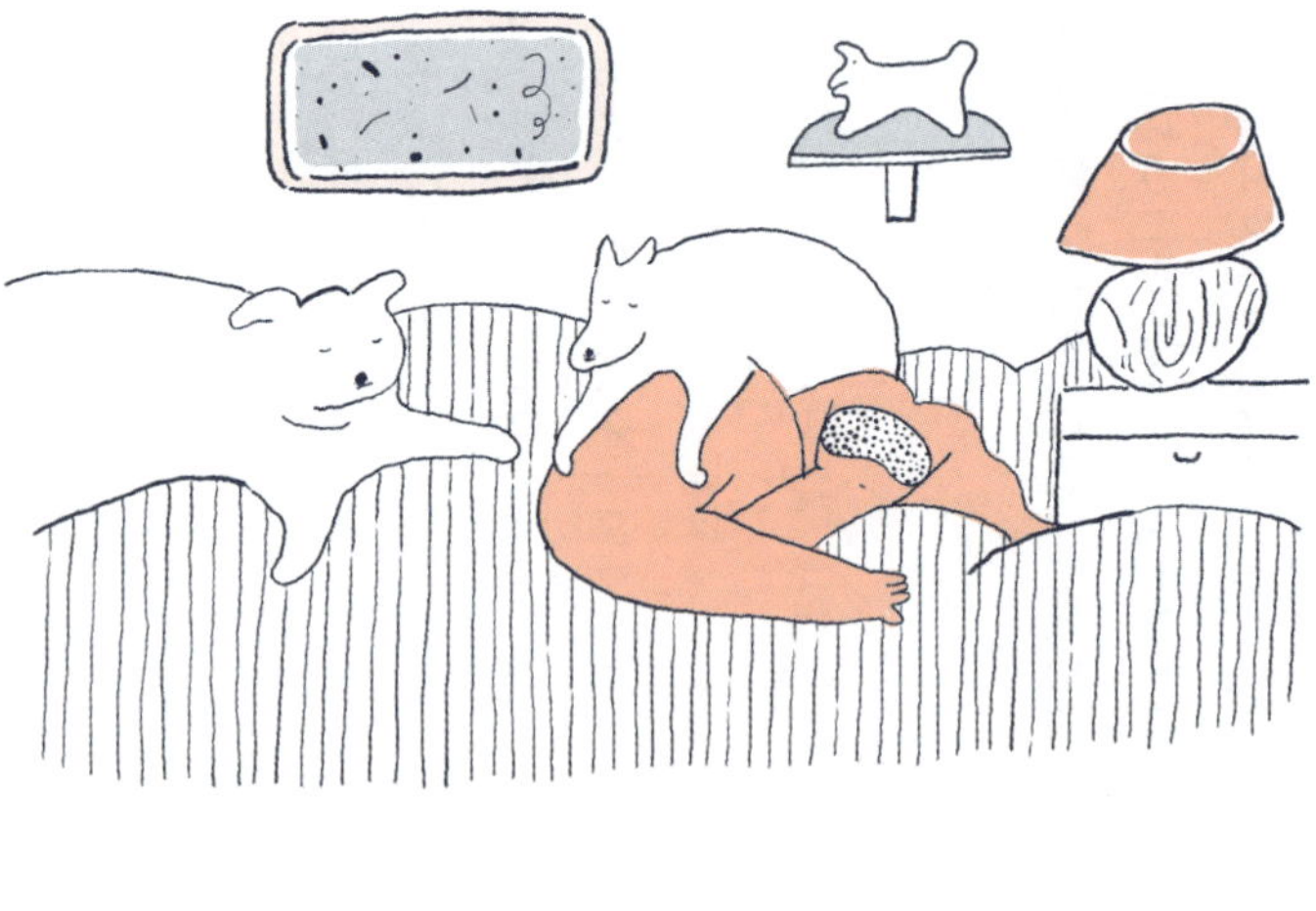

・寝室は真っ暗ですか？

真っ暗でないなら、遮光ブラインド（カーテン）かアイマスクを買いましょう。

・窓は開いていますか？

可能であれば窓を開けましょう。開けると騒音が入ってくるなら、耳栓をします。

・テレビの待機状態を示す赤ランプがついていますか？

主電源からオフにするか、ランプの上にシールや絶縁テープを貼りましょう。

・スマホは機内モードにするか電源を切っていますか？

スマホから出る電磁波は、睡眠パターンを阻害することがわかっています[※10]。

・アイマスクと耳栓をしていますか？

MAXにダサい格好になってリラックスしましょう。

※10　https://economictimes.indiatimes.com/mobile-phone-radiation-disruptssleep-causes-headaches/articleshow/2717605.cms

ホルモンを計画的に分泌させるハック、トップ9

本章には情報が盛りだくさんですが、自分でできる主な睡眠の改善策を、実践に適した時間帯ごとにまとめました。

［朝］
In the morning

①自然光を浴びる

庭やベランダに出たり、窓から顔を出すなど、何でもいいので日光に当たるようにして、コルチゾールを高め、自然な概日リズムに合うようにしましょう。

［昼食］
At lunchtime

②発酵食品や健康的な脂質を摂る

健康的な腸内マイクロバイオームは、セロトニンの量を増やす手伝いをしてくれます。ケフィア・ヨーグルト、コンブチャ、キムチなどを摂りましょう。

［夜］
In the evening

③デバイスを使うときはブルーライトカットメガネをかける

カラダを昼間だと勘違いさせるブルーライトになるべく触れないようにします〔ブルーライトは肌のたるみ・シワの原因にもなる〕。

④バナナは夜に食べる

バナナ、レンズ豆、サワードウ・ブレッドなど、発酵食品やトリプトファンが豊富な食べ物は、１日の中でも遅い時間に食べます。

⑤照明を暗くする

脳は暗さに反応してメラトニンを生成するため、自宅の照明はできるだけ薄暗くして心地よい環境にします。

⑥冷水シャワーを浴びるか、冷却マットの上に寝転ぶ

睡眠をサポートする副交感神経系のホルモンの分泌を促します。

⑦テープを貼って口を閉じる

鼻呼吸は睡眠を改善するだけでなく、夜間の目覚めを減らしてくれます。

⑧午後11時以降にアドレナリンが出る映画を見ない

眠れなくなりますよ！

⑨アルコールを控える

たとえ少量でも、睡眠の質を損ないます。お酒の代わりにL－テアニン（お茶など）を飲みましょう。

睡眠をサポートするスケジュール

　これまで見てきたとおり、古代から変わっていない体内時計には、逆らうのではなく、合わせるのがベターです。本章のまとめとしてぜひ、今自分が何をしているか、毎日のルーティンをじっくり見てみてください。睡眠を阻害する行動を取っていないか、1日の自分の行動と、正直に向き合ってほしいのです。カフェインを飲むのはいつ？　運動するのはいつ（そもそもしていない）？　朝、外に出ている？　何をいつ食べている？　スマホを夜の何時までいじっている？　徹底的に正直になって、最適な睡眠に悪影響を及ぼしかねない、ありとあらゆる可能性を考えてみましょう。

　現在の毎日のルーティンをいったん吟味したら、睡眠サイクルにマイナスとなる習慣を変えるチャンスです。本章と先ほど挙げたトップ9ハックから、あなたにも役立ちそうなものを実行しましょう。なかには大がかりなものもありますが、朝数分間だけ外に出るなど、簡単なものも多くあるはずです。どれもすぐには効果が出ないかもしれませんが、とにかく続けてください。熟睡できるようになりますから。

Column 1

睡眠についてかかりつけ医に相談するには

HOW TO TALK TO YOUR DOCTOR ABOUT SLEEP

健康管理において、睡眠は見落とされがちです。医師が患者と話をする際、患者が目覚めている間に経験するであろう症状については、かなり時間を割くのに、睡眠については触れもしないことが多いのではないでしょうか。

しかしながら、睡眠はカラダが再生する時間です。私は、カラダが自らを癒やすことをサポートすべきだと、強く信じています。

人に必要な睡眠時間については、さまざまな考え方があります。8時間が理想だと聞いたことがあるかもしれませんが、睡眠の研究者らは、必要な睡眠時間はさまざまだという点で同意しつつあります。人のニーズは、遺伝的特徴、年齢、そのときにカラダで何が起こっているか、などによって変化します。たとえば病気のとき、体内でつくられるエネルギーはすべて、感染症と闘ったり組織を癒やしたりするために使われるため、普段よりも長い睡眠が必要です。

何であれ健康状態についてかかりつけ医に相談に行くなら、睡眠の質と不眠の原因の可能性についても話し合うといいでしょう。不眠症は、健康、炎症、メンタルヘルスの負の連鎖を引き起こしかねないため、無視してはいけません。

かかりつけ医(一般医)は、眠れないというあなたの悩みについて専門家に照会したり、必要であれば薬を出したりして、力になってくれます。睡眠の問題で処方薬を飲む際は、必ず医師の指示に従ってください。服用は、どうしても必要なときのみにすることも大切です。常習性の高い薬は、自力でやめるのが困難な可能性があるためです。

かかりつけ医に相談すべきとき

- 思考奔逸：夜間の考えすぎ、不安、とめどない思考
（ストレスの表れかもしれません。ストレスは健康に多大な影響を及ぼします）

- 夜間頻尿：夜間、排尿のために何度も目覚める
（糖尿病か、尿路または前立腺の問題の表れかもしれません）

- 呼吸が止まることのある過剰なイビキ
（閉塞型睡眠時無呼吸症候群の表れかもしれません）

- 寝汗（感染／免疫系に関連がある可能性があります）

- 夜間の咳（胃酸の逆流、さらには喘息の表れである可能性があります）

統合医療によるサポートを求めるタイミング

- 朝なんとなくだるく、また、普通の時間に眠ることができない。あるいは、1日の前半はコーヒーをたくさん飲む必要がある――朝のコルチゾールとDHEAの検査をしてみましょう。もしかしたら、コルチゾール値が1日の遅い時間にピークになっているのかもしれません（副腎機能不全）。更年期や閉経後のエストロゲン値の低さが原因である場合もあります。

- 夜間に足がムズムズする――はっきりと解明されているわけではありませんが、この症状は、ドーパミン値の低さと関係があるのではないかとされています。

- 夜間に筋線維がつる――ちょっとした筋痙攣は、マグネシウムなどのミネラル不足に関係している可能性があります。

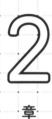

2
章

食欲は
なぜ止まらない？

Why Can't I Stop Eating?

本章で登場する主なホルモン

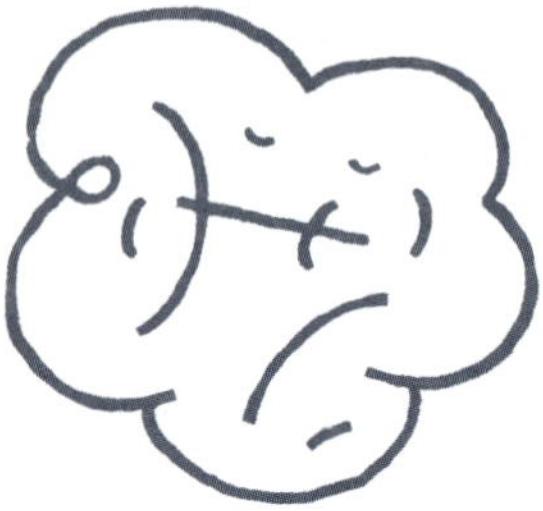

レプチン
Leptin

満腹感を生み出す「満腹ホルモン」。
カロリーの燃焼もコントロールする。

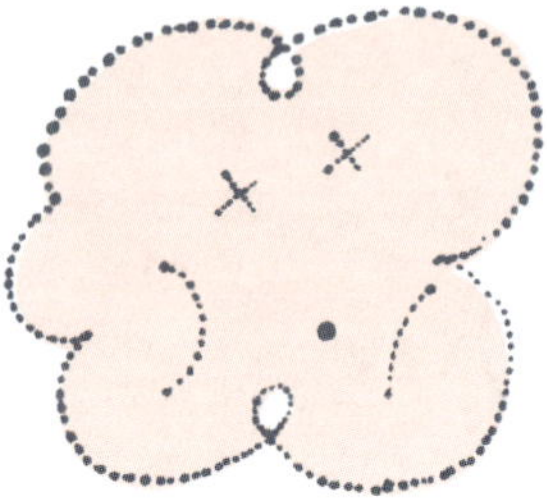

グレリン
Ghrelin

空腹なので食べる必要があると
知らせてくれる「食欲ホルモン」。

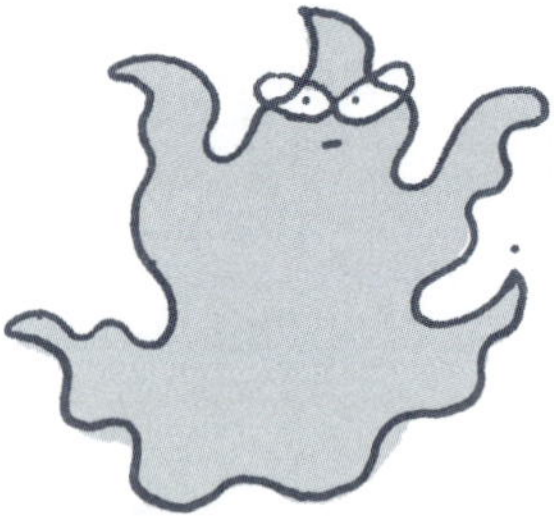

ドーパミン
Dopamine

動作や発話をコントロールし、
報酬経路を調節する「報酬ホルモン」。
ときに強い欲求を促す。

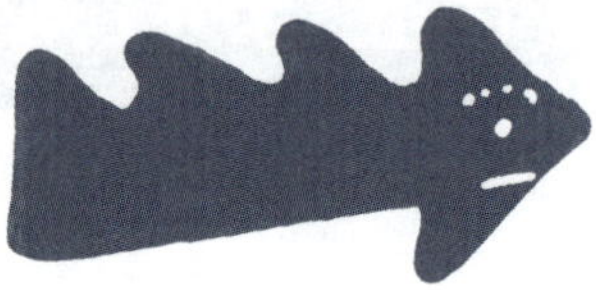

インスリン
Insulin

食べ物によって分泌され、
血糖値を一定に保つように調節する
ホルモン。

糖質過多な現代の食生活

数年前まで、私は食べ物に関して、ひどいサイクルにはまっていました。常に体重と格闘していて、いつもお腹が空いていたのです。

食べることに自意識過剰になり、何かをひとくち食べるたびに「本当は食べるべきじゃないのに」と、ものすごい罪悪感にさいなまれました。そして、食欲を敵だと見なしていました。食欲があるということは、ダイエットに対する意志の弱さを示す証拠に思えたのです。でも、今ならわかります。そして、本章で説明します。私は当時、非常に依存性が高い食べ物の罠にはまっていたのです。その食べ物のせいで、太りすぎ、うつになり、そして食欲をまったくコントロールできない状態になっていました。

今考えると、いつも疲労困憊していたのも不思議ではありません。血糖値が急上昇するような食べ物を常に消化していたのですから。私が口にしたもののほぼすべてが、血中の糖分になっていました。

私はかつて、エネルギーを得る唯一の方法は、炭水化物を摂ることだと思っていました。炭水化物はグルコース値を上げる、つまりはエネルギーになると教えられていたのです。オートミールのCMなどで、「炭水化物を食べるとエネルギーがみなぎる」というイメージを刷り込まれ、「炭水化物を食べないときちんと動けない」と思い込んでいたせいでもあります。

食欲を抑えられない理由

激しい空腹が続くにもかかわらず、しかも「ヘルシーな食べ物」だと言われたものを食べていたのに、なぜ体重がいっこうに減らないのか理解できませんでした。お酒も飲まず、たばこも吸わず、全粒粉やフルーツを食べていたのだから、当然、体重が減ってお腹も満たされていいはずですよね？　なのに体重が減らないのでかかりつけ医に相談すると、先生はこんなふうに言ったものでした。「まぁ、歳のせいですよ。何人か子どもを産んで、代謝が落ちているんです。カロリー摂取を少し控えたらどうでしょう」

そこで、軽食を控えてランチタイムまで歯を食いしばって食欲と闘います。でもムリでした。「食べる時間はまだ?」しか考えられなくて、何も手につきません。脳の中で聞こえる悪魔のささやきに、取り憑かれていました。つらかったし、当然減量はうまくいきません。私の脳は、食べろ、食べろ、食べろ、という信号を送っていました。

実は、当時の私は食欲ホルモンに悪影響を与える食べ物で常にお腹を満たすという罠にはまっていたのです。血糖値が急上昇・急降下し、食欲ホルモンが分泌され、満腹シグナルも混乱していました。禁酒して以来失ってしまったドーパミンのハイを追い求めて、糖質に完全に依存していました。当時は気がつかなかったのですが、食べ物で「ハイ」を得るという、非常にネガティブなバイオハックをしていたのです。

このせいで、メンタルは落ちるところまで落ちました。体重はまったく減らず、他人と自分を比べては絶望し、自己嫌悪という名のケダモノを育てていました。当時はまだ38歳。ひどく太りすぎていて、力なくベッドから動けない日々でした。「こんなのありえないよ」という思いでいっぱいになりました。でもその思いがオンラインでいろいろ調べるきっかけとなり、最終的にはバイオハックの道を開いてくれたのです。

知っていると思っていたことが根幹から覆される

たまたまデイヴ・アスプリー〔『シリコンバレー式 自分を変える最強の食事』の著者。2016年ごろ、日本でもバターコーヒーブームの火付け役となった〕という人物を知ったときのことでした。ブレットプルーフ・コーヒーの投資家として有名です。このとき、私にとって「脂肪」が新しい意味を持ちはじめました。80年代や90年代を生きたすべての人がそうであるように、私も「脂肪は悪だ」と洗脳されていたため、脂肪を心底恐れていたのです。でも、オンラインできちんとした科学的な研究論文を読むようになると、新たな知識にすっかり夢中になりました。カラダがいかにして脂肪を使うのか。カロリー計算だけではなぜ減量できないのか。食欲の山と谷を引き起こす、脳内のホルモンのしくみがどうなっているのか。

「MCTオイルをコーヒーに加えること」は、食や食欲について私が抱いていたありとあらゆる考えが間違っていたと気づくきっかけになりました。**朝の炭水化物をカフェインと善玉脂肪に切り替えることで、突然、食欲に打ち勝てるようになったのです。**信じられないことに、カフェインを飲むと必ず起こる神経のたかぶりも、ＭＣＴオイルのおかげでかなり緩和されました。

カフェインと脂肪の組み合わせで、食欲ホルモンと満腹ホルモンをコントロールできるようになりました。過剰な食欲ホルモンは、目覚めたら「シリアルとトーストが必要」と訴えてきましたが、ＭＣＴオイルを摂取し始めてわずか3日で、そのシグナルはなくなりました。生まれてからずっと続けていた習慣を打ち破ったのです。そしてそれが、もっと知って、もっとポジティブな変化を取り入れるきっかけになりました。そこでやっと、私は子どものころから30年間、自分の食欲と闘ってきたことに気づいたのです。

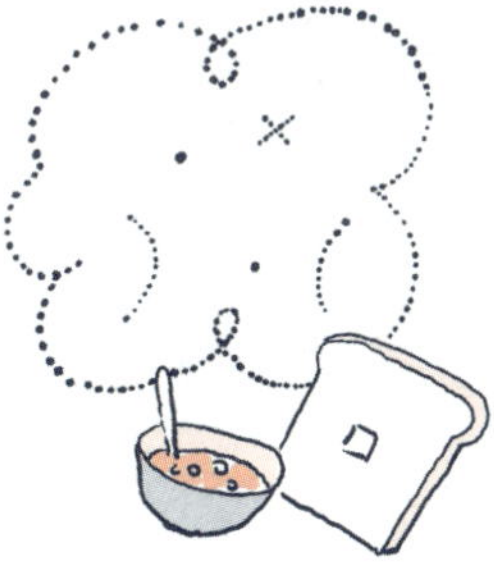

今の私は、栄養、メンタルヘルス、筋肉の発達、カ

ラダの修復のために食べています。そして食べることを楽しんでいます。食事と食事の間に空腹になることはありません。もしもあなたが、絶え間ない食欲に悩まされているのなら、そして30分前に食べたばかりなのに、お腹が空いたという声が頭の中から訴えてくるのなら、そして痩せるためのアドバイスをすべて実行しているのに体重が落ちないという絶望感にさいなまれているのなら、本章があなたの力になるはずです。私も数年前まで、まったくわかっていませんでした。ホルモンが実際にどのように作用して食欲をコントロールするかなど、誰も教えてくれなかったのです。

ダイエット産業の真っ赤なウソ

食欲をコントロールできないのは、あなたのせいではありません。私の友達やSNSのフォロワーにも、そういう人がたくさんいます。ポテトチップスやチョコレートやスイーツなど、多くの人が食物依存のサイクルにはまっているのです。

「もっとも依存性が高くて、抗えない食欲を引き起こす食べ物は何だと思うか」とSNSでフォロワーに質問したところ、印象的だったのはすべて「糖質」を含む食べ物だったという点です。そして、そこから抜け出すのがいかに難しいか、誰もがわかっていました。

糖質はさまざまな形であらゆる食べ物に入っているので、それを断つのはとても難しいものです。カラダや生活そのものを活気で満たすにはどうすべきか、私たちは何十年もの間、ダイエット産業による誤情報を無理やり信じ込まされてきました。低脂肪のカロリー制限ダイエットで「何ごともほどほどに」するのがいいと言われてきたのです。しかし、こうしたアドバイスはどれも、まったく助けにならないばかりか効果もありません。

「何ごともほどほどに」はウソ

なぜなら、私たちが口にしている食べ物のかなり多くが、極度に加工され、至福点〔精糖、精製塩、脂質（植物油や菜種油のもの）を魅力的に配合し、人間が抗えないようにする設計度合い〕が計算されているからです。こうした**超加工食品は、そこに含まれる分子に人間の内分泌（ホルモン）系が反応することによって、食物依存を引き起こすことが証明されています。**「何ごともほどほどに」という言葉が役に立たないのは、カラダがこうした加工食品に中毒を起こしており、もっと食べたくなるホルモンを分泌するからです。ビスケットをたった1枚でやめることができなくても、食いしん坊だとか自制心がないなどと自分を責める必要はありません。あなたのせいではなく、ホルモンのせいなのです。

「カロリー制限ダイエットをすればいい」はウソ

なぜなら、私たちの食生活は、栄養価が低いカロリーでできているからです。そうした食べ物によって分泌される一連のホルモンは、栄養価が高い食べ物で分泌されるものとはまったく異なります。カロリーならどれも同じ、というわけではありません。良質な食べ物のカロリーと、ジャンクな食べ物のカロリーを、カラダがどう使うかは、まったく異なります。食欲への影響も違うのです。考えてみてください。ポテトチップスの小袋〔イギリスでは一般的に25g前後〕には、卵2個分のカロリーが含まれています。ポテチ5袋を一気食いはできても、卵10個どころか5個の一気食いだって難しいのではないでしょうか。もっと言うと、ダイエットのためにカロリー摂取量だけを抑えてしまうと、ものすごい食欲を抱くことになるはずです。

「低脂肪の食べ物を食べるといい」はウソ

なぜなら、カラダは脂質を必要としているからです。むしろ、善玉脂肪をもっと食べれば、より多くの脂質の燃焼に役立ちます。低脂肪食品は、研究室で考案され、過度に加工された低品質の食べ物です。このような食品メーカーは、脂質を化学物質と糖質に置き換えています。そうした物質は、腸内マイクロバイオームに破滅的な影響を及ぼし、満腹だと伝えてくれるはずのホルモンを乱すため、私たちは食べ続けてしまうのです。

よく耳にする食のアドバイスの一部がいかに有害かは、驚くほど。数年前、私はパーソナル・トレーナーになるためのコースを受けていました。そのコースの栄養のパートで教えていることは、カロリー管理、カーボローディング〔運動エネルギーを蓄えるための集中的な炭水化物摂取〕、全粒粉を食べること、低飽和脂肪を食べること、少ない量を頻繁に食べること、といった内容ばかり。私が学んできたこととは、まさに正反対だったのです。

このあと私は、コースをやめざるを得ませんでした。そしてスタンフォード大学による腸内マイクロバイオーム研究のように、現在進行形で行われている科学的な研究の内容や、私自身や私が知っている人に効果があったことについて世の人々に伝えることに決めました。

食品メーカーはなぜ私たちの脳に入り込んできたのか……

私たちは、食べすぎなのに栄養不足の状態です。こうした食習慣から、一番の恩恵を受けるのは誰か。もちろん、食品メーカーです。企業にとって、消費者を夢中にさせることが利益になるのです。そのため、依存性と嗜好性の高い食べ物をつくり、市場に売り込みます。消費者を、ホルモンに突き動かされて低血糖におちいった状態にさせたいのです。そうすれば、消費者はドラッグのように「加工食品」をもっと手に入れようと戻って来ます。

大手食品メーカーやそうした企業が常にしかけてくるマーケティング、さらには潜在意識に訴えかけるサブリミナル広告に対して、私たちは警戒しなければいけません。誘惑はいたるところにあります。人気のカフェやファストフード店からの攻撃を受けずに、あるいは「自分へのご褒美」としてカップケーキを食べましょうという絶え間ないメッセージを受信せずに、街を歩くことはできません。

人はこうして、高カロリーで依存性の高い食べ物を「ご褒美」として認識するよう刷り込まれていきます。そして同時に、カロリー制限をすべきだとも言われるのです。当然ながら、カップケーキ1個では満足できません。「カロリー制限」と「ご褒美」の間を揺れ動く、混乱を極めた闘いにはまってしまうのもムリはありません。

そして、依存性の高い食品をご褒美として認識していると、ストレスを感じたときや、感情がいっぱいいっぱいになったとき、それを感じないように食べ物に走ってしまうこともあります。棚にあるものを手当たり次第、すべてなくなるまで食べて尽くしたあと、最悪の気分になるのです。

私もその最悪の状態を何度も経験しました。でも抜け出しました。今その状態にいるすべての人に、手を差し伸べたいと思っています。そこで、なぜ食べることをやめられないのか、この状態の原因となるホルモンにいったい何が起こっているのか、そして、どうすれば食欲をコントロールして気分よくいられるのか、説明します。

食欲をコントロールする

まずは考え方を変えよう

食欲をコントロールするということは、食べる量を減らすことではありませんし、ただ痩せた体型を目指せばいいということでもありません。

あなたがどんな体型であろうが、大企業の儲けのために、炭水化物や「隠れ糖質」、炎症性の油を摂りすぎて命を危険にさらしていていいはずがありません。コカインと同じくらい依存性が高いものをプラントベースのグラノーラバーとして差し出されているにもかかわらず、食べるのをやめられないのは「意志が弱い」せいだと言われるなんて、とんでもない話です！

本章で私たちが取り組むのは、ホメオスタシス（恒常性）の状態に自分をもっていくこと。つまり、身体的、化学的、生物学的な機能のバランスが取れた状態です。これから私たちは、ホルモンによって突き動かされる食欲のメカニズムを覆していきます。そのメカニズムは、食欲のみならず、現代社会に蔓延する多くの慢性病を助長するものです。しかし本書でまずは脳に栄養（知識）を与えれば、カラダがそのあとについてきます。超加工食品への食物依存からいったん抜ければ、健康の状態が驚くほど変化することをお約束します。意志の力とは何の関係もありません。自分を支えるために、ホルモンをハックすればいいのです。長く幸せに生きられるよう、自分の現状を見極めましょう。

食欲に影響するホルモンたち

空腹の度合いは、ホルモンが完全にコントロールしています。いつ、どの量で分泌されるかによって、私たちがどの食べ物に、どのくらい手を伸ばすかが決まります。食欲に関しても、かなり多くのホルモンが影響しているのです。とはいえ、ここでは主に左記の4種にフォーカスします。

グレリン

「食欲ホルモン」。主に胃でつくられます。第一の役割は、食べる時間だという合図を脳に送り、食欲をコントロールすること。ファストフード店の前を通りすぎて、フライドポテトのにおいが漂ってきたときに何が起こるのか、想像してみてください。たいていは、お腹が空いたなぁって思いますよね。これは、グレリンの分泌によるものです。

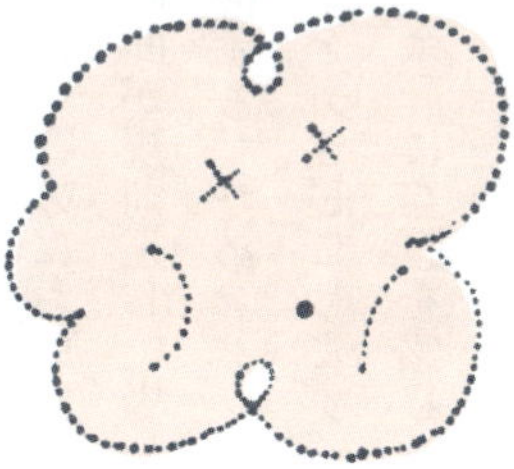

グレリンの量は1日の間に変化しますが、分泌のきっかけは食べ物のにおいだけでなく、細胞に備わる体内時計によっても起こります。食事の時間が規則正しい場合は一定の時間になると、そろそろ食べるだろうとカラダが「期待する」ため、グレリンが分泌されるのです。さらに、血糖値の低下もグレリンの分泌を引き起こします。だからこそ、血糖値を急激に上昇させる食べ物を食べたあとは、余計に空腹を感じるのです。上がった血糖値が急降下することで、グレリンが分泌のときだと勘違いしているだけで、本当に食べ物が必要なときではありません。

レプチン

「満腹ホルモン」で、要は「もうじゅうぶん食べたよ。お腹いっぱい」と教えてくれるホルモンです。脂肪細胞でつくられ、満腹感を生み出す（脳内の）視床下部に信号を送ります。レプチンはまた、カロリーの燃焼もコントロールしているため、体重管理のためにはレプチン値を適切に保つことが非常に大切です。

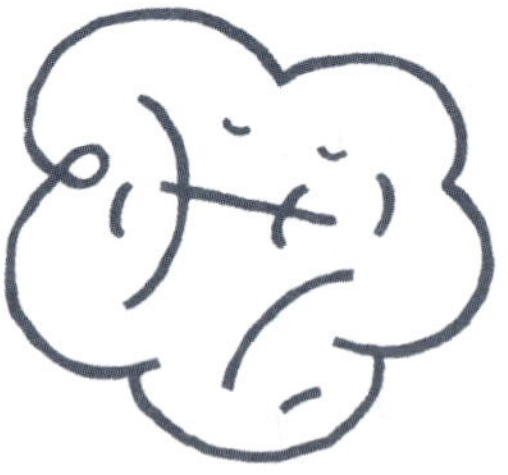

レプチンは、人間が飢えたり食べすぎたりしないように進化してきました。ところが現代の加工食品は、消化管内のレプチン受容体に悪影響を及ぼします。というのも、レプチン受容体が存在する粘膜内層をはがしてしまうため、レプチンがきちんと役目を果たせなくなってしまうのです。さらに、レプチン抵抗性〔カラダはレプチンを大量につくっているのに、脳がレプチンを認識できないこと〕は現在、肥満の主な原因の1つだと考えられています。脳はレプチンの信号を受け取らないと空腹だと思ってしまい、もっと食べてしまうのです[※11]。

インスリン

血糖値を調節するホルモンで、食欲にとって非常に重要です。膵臓でつくられ、カラダが食べ物を分解してグルコース（糖）にする際に分泌されます。このグルコースは、細胞がエネルギーとして使います。グルコースが細胞内を移動する際にインスリン反応が起こり、これにより血糖値が通常の状態にまで下がります。

高炭水化物、超加工の食事が問題なのは、すべてが血液中で糖に変わってしまうことです。そうなると、血糖値を安全なレベルに再び下げようと1日中インスリンが分

※11 https://www.healthline.com/nutrition/leptin-101#leptin-resistance

泌されている状態になります。血糖値が急降下することで、「もっと食べ物が必要だよ！」と訴えてくる食欲ホルモンのグレリンが分泌されます。そして高炭水化物の超加工食品をさらに食べてしまい、またインスリンが急上昇するのです。こうして、ホルモン値が上がったり下がったりの悪循環にはまった状態となります。そしてカラダは、これほどのエネルギーを必要としていません。そのため、細胞が使わなかった過剰なグルコースは、脂肪に変えられて蓄えられます。

私にとって、**血糖値のバランスを保つとはつまり、血糖値が低い状態を避けること。**血糖値が低い状態では、激しい空

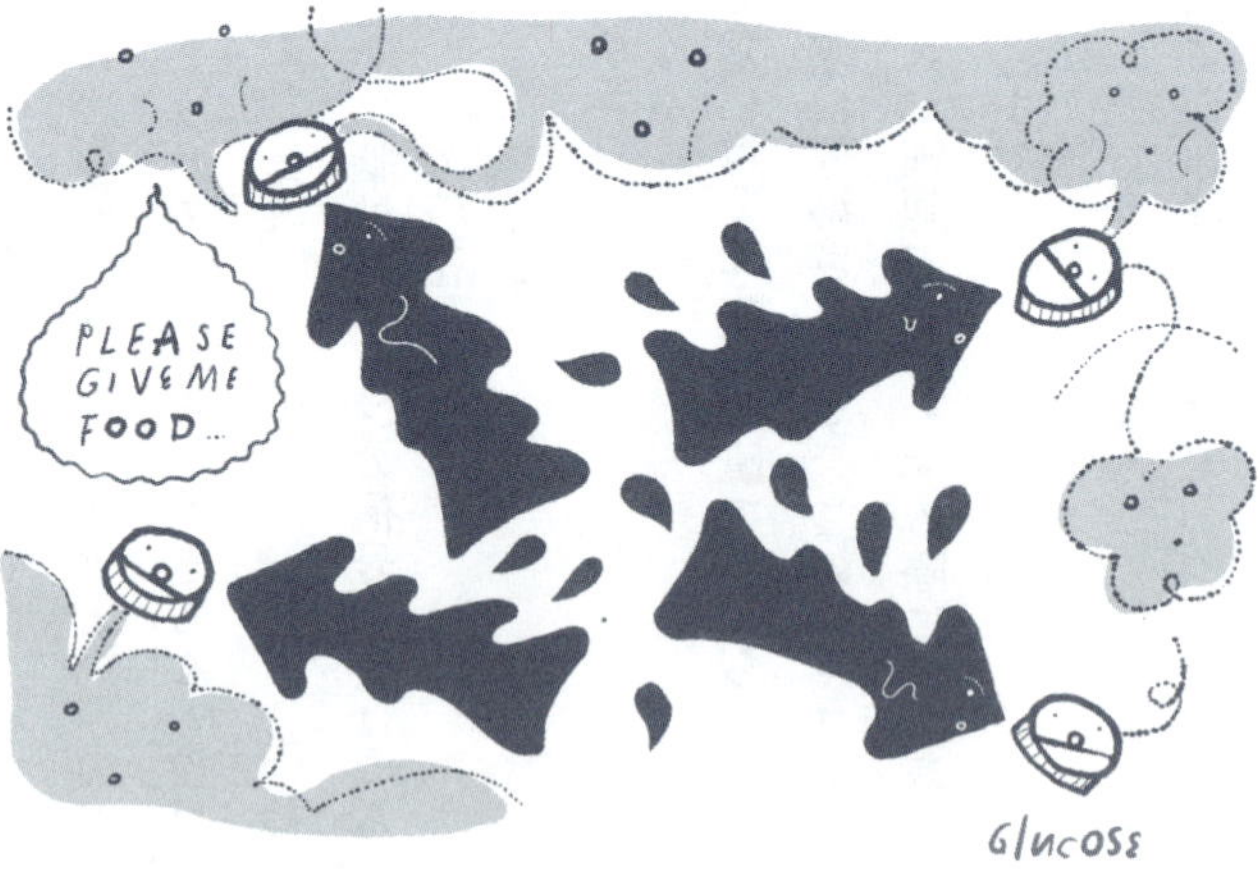

腹感を覚えるからです。もっと言うと、もし常に間食しているなら、インスリン値が常に急上昇を繰り返していることになります。すると糖尿病予備軍になりかねず、そこから2型糖尿病〔糖尿病には、カラダがじゅうぶんなインスリンをつくらなくなる1型糖尿病と、インスリンがきちんと反応しなくなる2型糖尿病があり、後者の方が一般的。更年期に発症リスクが上がる〕や、さらに別の病気を引き起こしかねません。ということで、血糖値は可能な限り、バランスの取れた状態にしたいのです。

ドーパミン

欲望ホルモンであり、依存的な行動を起こす原因でもあります。腸と脳で生成される神経伝達物質で、さまざまなふるまいをコントロールする、やる気ホルモンです。かつては単に「快楽」のホルモンと思われていましたが、実は私たちのモチベーションを高めるうえ、複数の細胞や人の行動を活性化させます。テレビをつけたり、やかんを火にかけたりといった行動はドーパミンのおかげですが、それは、その先にテレビ番組や紅茶という形で報酬が手に入るとわかっている

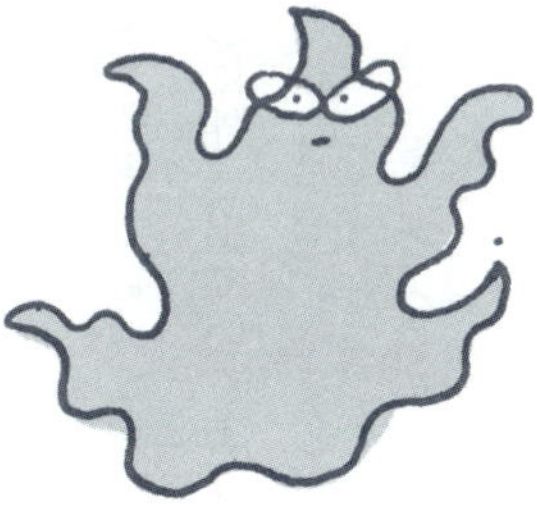

ためです。動作や発話をコントロールし、報酬経路を調節します。

ドーパミンは欲求をコントロールするため、食欲においても重要です。モチベーションを出すホルモンで、先史時代には人間が食べ物を調達しに外へ出ていくように、やる気を起こしていました。でも今は、ドーパミン分泌を促すものが、いたるところにあります。SNSで「いいね」をもらう、クロワッサンを手に入れる（次のページから詳しく説明します）などでドーパミン・ハイになれます。

私は普通にしているとドーパミン値が低いため、ドーパミンが出るものを探し求めてしまいます。かつてはアルコールでドーパミン・ハイを追いかけていましたが、禁酒後は、糖分と食べ物への依存に変わりました。こうしたドーパミンへの強い欲求は恐ろしいものです。だからこそ、今の私は、ランニングやアップテンポの音楽、光を浴びること、サプリメント各種、さらには食べる時間枠と食べ物の種類の調節で、自然にドーパミンを増やしています。

ホルモンが協力し合う「クロワッサン経路」のしくみ

グレリン、レプチン、インスリン、ドーパミンは互いに協力し合い、いつ、何を、どう食べるかに影響しています。これを説明するには、クロワッサンを食べるときに何が起こるかを描写するのが一番です。食欲に影響するホルモンの働きは、クロワッサンを手に入れる前にすでに始まっています。こんな平凡な朝を想像してみてください。

①あなたは寝坊してしまい、いつもの朝食を食べる時間がありません。そのため、職場に向かう途中でクロワッサンを買っていこうと思います。この「報酬」について考えたところでドーパミンが分泌され、ベッドを出てクロワッサンを買いに行くべく、準備をするモチベーションが湧いてきます。いつもは朝7時半に食べるので、いつもどおりの朝食を予期してグレリンが分泌され、あなたはお腹が空きはじめます。

②通勤電車の中、グレリンが胃から訴えてくるため、クロワッサンで頭がいっぱいに

なります。電車を降りると雨が降っていますが、あなたは傘を持っていません。でも、ドーパミンの意欲（クロワッサンを手に入れる！）は、雨が降っていてもカフェに向かわせるほど強力です。

③あなたはカフェでクロワッサンを買って食べ、「報酬」を手に入れたことで、ドーパミンによる快感を満喫します。

④消化管で炭水化物が糖に変換され、インスリン反応を引き起こしつつ、レプチン受容体の邪魔をします。そのため、今食べたばかりなのに、お腹がいっぱいになりません。何か買おうかなと思いますが、まずは出社しなければいけません。

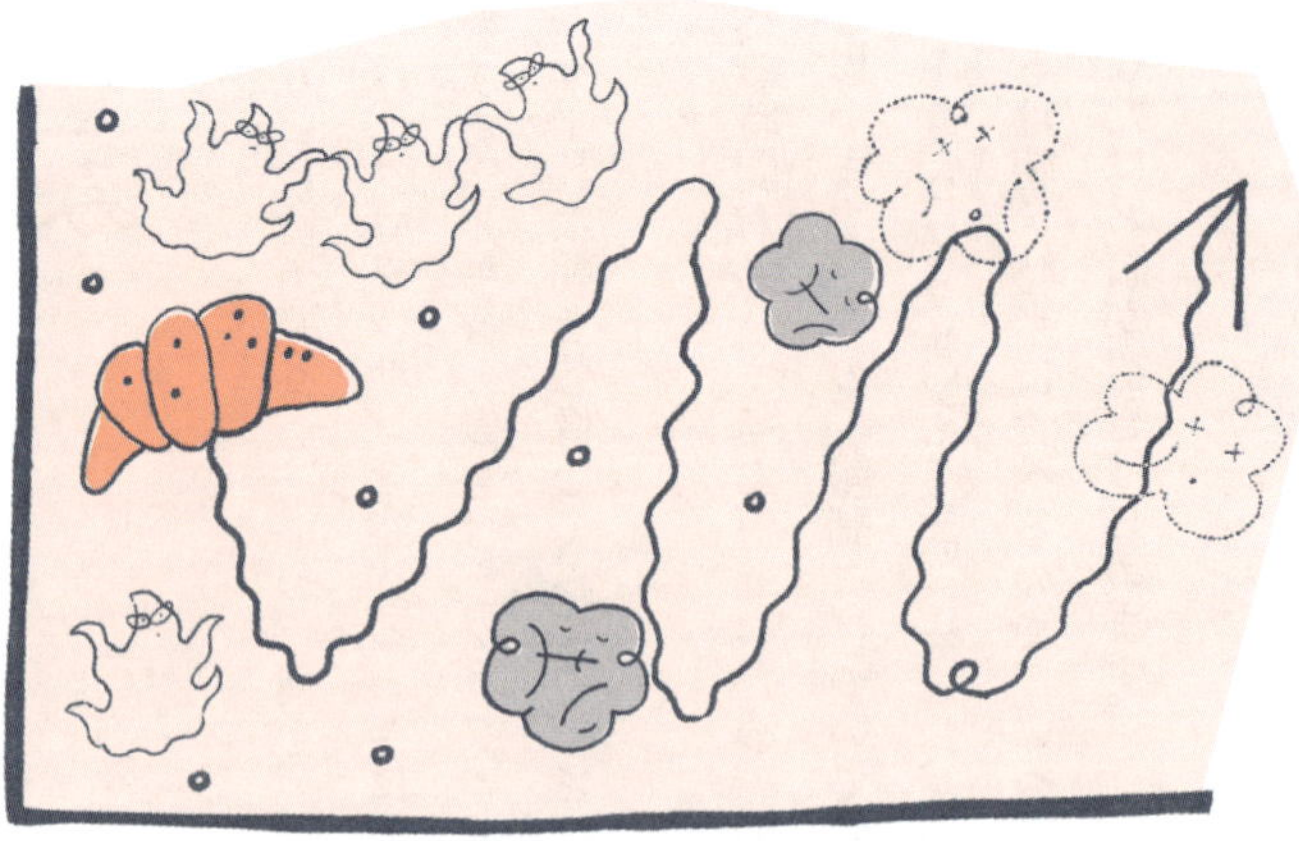

⑤会社のデスクにいると、インスリンが効果を発揮し、血糖値が下がります。この急降下は再びグレリンを引き起こすため、食欲が戻ってきます。食欲に抗おうとしますが、うまくいきません。午前10時、あなたは会社の給湯室で缶入りビスケットをむさぼり食います。

思い当たりませんか？　まったく同じでなくても、似たような経験はあるのではないかと思います。こうした行動はすべて、ホルモンによって突き動かされています。問題は、ドーパミンによる刺激はすぐにありふれたものとなるため、同じ刺激を求めてもっと食べるようになることです。究極的には、ドーパミンの基準値が少しずつ崩れ、欲求に支配されるようになります。

そして気づかないうちに、クロワッサンを2個食べないとドーパミンから同じ刺激を受けられなくなり、やがてそれが習慣となります。つまり、最初はドーパミンに突き動かされた「たまのご褒美」だったものが、退屈な日常になるのです。そしてその日常は、積み重なると健康に深刻な影響を及ぼします。

食物依存の原因とは

過去30年で人間の肥満レベルは悪化し、心の奥では誰もが知っていた問題を浮き彫りにしました。つまり、超加工食品が、食物依存を引き起こすということです。アメリカでは、10年後には人口の50％が病的な肥満になるとされています。欧米の食習慣は、それが何であるかわからないような原材料のリストが書かれたパッケージに入った食べ物ばかりです。シェフではなく科学者が研究室でつくったもので、「至福点」を刺激するように設計されています。

クロワッサンの例で見たとおり、加工食品を食べると、食欲をコントロールするホルモン経路がめちゃくちゃになります。絶えず血糖値が急上昇し、ホルモンが次々と分泌されるため、私たちはこれまで以上に空腹を感じ、次の「ご褒美」つまり加工食品に手を伸ばします。加工食品は、私たちを太らせ、みじめな気分にさせ、炎症を引き起こし、かなりの体調不良にさせます。ところが非常に嗜好性が高く、そう、とてもおいしくつくられており、これは恐ろしい罠なのです。

私は、完全なアンチ加工食品派です。というのも、加工食品依存症になるといかに最悪な気分になるかを実際に経験しているから。一部の加工食品は、実質的な栄養価が欠如しています。そして私たちのカラダは、特定の栄養価の目標値を食べ物（アミノ酸と脂肪酸の組み合わせ）に求めるようにできています。つまり、**栄養価の目標値を食べ物から摂取できなければ、さらに食べ物を口にしようとするのです。**

だからこそ、植物由来の代替肉を使ったバーガーを食べると必ず、ポテトにも手を伸ばしてしまうのです。代替肉には化学物質が詰まっており、これを食べてもカラダが必要とする栄養価――肉や魚、乳製品や卵など、自然な食物から得られるビタミンB12やヘム鉄、その他のビタミンやミネラルなど――の目標値を達成できません。

つまり、加工食品をやめられないのは、あなたが悪いわけでも、弱いわけでも、「意志力がない」わけでもありません。こうした食べ物は、あなたのカラダがもっと食べたいと思うようにつくられています。私たちは非常に依存性の高い物質を無理やり食べさせられ、まったく役に立たないアドバイスを押しつけられているのです。

気をつけるべき加工食品の原材料

食欲ホルモンをコントロールするためにまずすべきことは、**食品のパッケージに書かれている原材料を読む**ことです。パッケージのデザインで、それがヘルシーだとかヘルシーでないなどと判断しないでください。原材料リストをきちんと読み、左記に挙げたものが入っていたら、食べてはいけません。企業はこうした原材料ばかりを使用した食品を売ることで、私たちのカラダの化学物質を利用して利益を上げていることを、忘れないでください。それからもう1つ忘れてほしくないのは、**パッケージに入っている食べ物は、パッケージに入っていない食べ物（肉や魚、新鮮な野菜などの生鮮食品）よりカラダにいいものではないということです。**

植物油と菜種油

原材料表記における「植物油」は、私にとって最大の敵です。大惨事以外の何ものでもありません。脳にとってもカラダにとっても、炎症を起こす大災害のようなものです。糖質よりも何よりもまず食習慣から取り除くべきものです。

植物油や種子油（ひまわり油や菜種油）などの精製された油は、オメガ6脂肪酸がたっぷり入っているために炎症を引き起こすだけでなく、腸粘膜にあるレプチン受容体に悪影響を及ぼします。植物油を口にすると、非常に重要である腸粘膜が剥がされ、レプチン受容体が失われ、満腹だという信号を脳へ送れなくなってしまうのです。ということで、植物油が含まれる食べ物（非常に多くの加工食品に含まれています）をたくさん食べると、糖尿病や関節炎、がんなどの炎症性疾患になるリスクが高まるのみならず、30分もするともっと食べたくなります。

植物油はもともと、農業機械を洗浄する際の洗剤として使われていたことを知っておいてください。安い原材料として加工食品に使われ始めたのは、20世紀後半になってからでした。飽和脂肪ではなく不飽和脂肪であることから、当初はバターの「ヘルシーな」代替品として、私たち消費者に売られていました。ここ20年ほどで食習慣に加工食品が多くなるにつれ、植物油

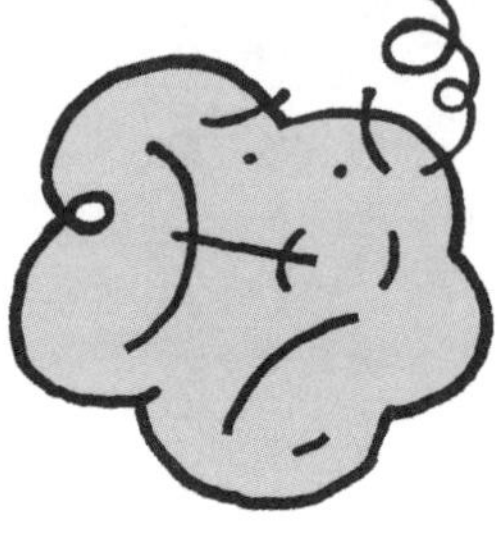

と種子油の消費は急増しています[※12]。

ポテトチップスからクラッカー、調理済み食品、ビスケットなどありとあらゆるものに含まれる安価な植物油はどれも、リノール酸と呼ばれるものを多く含んでいます。これは現在、**人が毎日摂取するカロリーの約8％を占めており**、この量は、現代まで進化してきた人間が対応できる以上のものであると研究者は考えています。リノール酸を食べすぎると、レプチンから得る満腹感を感じにくくなるほか、**脂肪細胞が大きくなることが研究で示されています。さらに、（オメガ3のような）「良質な」脂肪酸のカラダへの吸収が妨げられます。**そのため、私たちはより太り、より空腹になるのと同時に、より不健康にもなるのです。

●乳化剤

乳化剤は、油と水のような原材料を結びつけるために食品に入れられる化学添加物です。サラダドレッシングからパン、ソース、マーガリン、アイスクリームなど、クリーミーな見た目をつくるために、あらゆるものに添加されています。実際に必要なものというより、見かけをよくするためなのです。風味さえもありません。接着剤み

※12 https://www.forbes.com/sites/realspin/2015/09/29/could-so-called-healthy-vegetable-and-seed-oils-be-making-us-fat-and-sick/

たいなものです。乳化剤を見つけるのは難しいこともあるため、**原材料リストに、大豆レシチン、カラギナン、モノグリセリド、ジグリセリドなどの名称を探してみてください。**

さらに消化管に存在するホルモン、ＣＣＫ（コレシストキニン）が基本的にレプチン信号を出しますが、乳化剤が粘膜層を傷つけるために、食べ物に何が入っているのか腸が判断できなくなり、ＣＣＫを分泌しなくなります。これはつまり、**レプチンが上昇せず、満腹だという信号が脳に到達するまでにより時間がかかるということです。**

糖質

グラノーラバーは「砂糖無添加」と書かれているので健康的だと思うかもしれません。でも糖質は、さまざまなわかりにくい形で存在します。以下はすべて形が違うものの、どれも糖質です。

【糖質の種類】

- **フルクトース**
- **スクロース**

・グルコース（ブドウ糖）　・アガベネクター（天然の甘味料）
・シロップすべて（お米シロップなど）　・ナツメヤシの実
・大麦麦芽　・はちみつ
・濃縮果汁

食べ物に隠れた糖質はインスリン反応を乱すことで食欲を増進させるため、さらに食べてしまいます。そして私のフォロワーの多くが、砂糖がたっぷり入った食べ物、とりわけデザート系の食べ物に依存していると話すのも偶然ではありません。

とはいえ、気をつけなければいけないのは、見るからに甘い食べ物ばかりではないという点です。「隠れ糖質」は、スープのようなおかず系の食べ物を含む、ほぼすべての加工食品に添加されています。

うつと食物依存に関するひとくちメモ

過食はうつが原因になっている可能性についても、ここで触れる必要があると思います。ホルモンが気分に与える影響については4章で詳しく取り上げますが、食物依存と関連があるのは間違いありません。うつになると、コルチゾール値が高く、セロトニン値が低くなる傾向にあります。そのため炭水化物が食べたくなりますが、炭水化物は超加工食品に必ず入っているものです。

もしあなたがうつなら、感情がまったくないか、ほぼない状態だと思います。そのため、過去に安心感や幸福感を与えてくれた食べ物に走ることになります。これは理解できますが、**原材料を見て、それが依存的な反応を引き起こしていないか自問する必要があります。**シリアルを食べて20分くらいすると「あぁ満足した」となるでしょうか？　それとも、もっと食べ物を探すでしょうか？　このサイクルから抜け出すのがとても難しいのはわかります。でも食べても食べても満足できない状態は、悪い方向にバイオハックしてしまっている証拠だということを忘れないでください。こうした食べ物を避けることで、ポジティブなバイオハックを始められます。そしてそのうち、食欲に振り回されなくなるでしょう。

過食につながる「思い込み」を暴く

1. 植物由来だからといってヘルシーではない

ここで少し、「完全菜食主義《ヴィーガニズム》〔卵や乳製品を含め動物由来の食べ物を一切口にしないこと〕の流行」について非難させていただきます。というのも、完全菜食主義《ヴィーガン》者のほとんどが栄養不足になるからです。かなり多くのヴィーガンが、再び肉を食べるようになります。理由は、糖尿病予備軍になったり、元気が出なかったり、炭水化物が多すぎる食生活のせいで肝臓に内臓脂肪がたまったりなど、枚挙にいとまがありません。私に言わせれば、完全菜食主義はほとんどの人にとって持続可能なライフスタイルではなく、人間はそんな食べ方をするようには進化していないのです。

完全菜食主義が近年これだけ人気になった理由は、ヴィーガン食品のかなり多くが、加工されたジャンクフードだからだと私は思っています。人はまるで名誉の印であるかのように、「私、菜食主義なの」と言いますが、実際のところは、単に完全なるファストフード主義というだけです。ヴィーガン・バーガーやソーセージ、フェイク・ミート、フェイク・チーズ、ヴィーガン・スプレッド〔パンに塗るもの〕にはどれも、炎症性の化学物質がたっぷり詰め込まれ、実際の栄養価はまったくありません。

未加工食品でバランスの取れた食生活をしているヴィーガンももちろんいると思います。でも、フライドポテトやベジタリアン・ソーセージを食べてなんとか生き延びているヴィーガンが、あまりにも多すぎます。その人たちは、なぜこんなに疲れているのだろうか、なぜお腹が空くのだろうか、なぜ太っているのだろうか、といぶかしがります。でもそれは当然のことで、人間が生き延びるために進化する過程で必要とするようになった栄養をカラダに与えていないからです。腸はすっかり炎症を起こし、セロトニンやドーパミンなど、カラダが必要とするホルモンをつくることができません。母なる自然には逆らえないのです。

完全菜食主義、パレオ主義、肉食主義など、それがいいか否かをここで誰かに訴えるつもりはありません。ただ、自分にやさしくしてあげてほしいと言っているのです。**植物由来の加工食品は、やはりジャンクフードに変わりありません。**倫理的または宗教的理由から動物を食べたくなければ、ぜひ卵を食べてください。命の源ですから。そこには、命を育むのに必要な材料がすべて詰まっています。少なくとも、必要な栄養素の条件はすべて満たします。

「植物由来」という文字は、私には「化学物質てんこ盛り」と読めてしまいます。最高品質のグリーンウォッシング（あたかも環境に配慮したかのように見せかける欺瞞）なのです。完全菜食主義や菜食主義の食生活なら何も殺さないと思っている人がいたら、考え直してください。膨大な量の穀物をつくるために動物が殺されていないと思うなら、ぜひアニメ作品『ウォーターシップ・ダウンのウサギたち』を見てください。植物由来という美辞麗句にとりわけ弱いのはティーンですが、ヘム鉄やビタミンB12の不足が、ティーンのメンタルヘルスに有害なのは疑問の余地がありません。

2. ベジバーガーよりマクドナルドのバーガーの方がマシ

何も今すぐマックへ走って行ってビッグマックを注文しましょう、と言っているわけではありません。マクドナルドはヘルシーな選択肢というわけではないし、そこで売られているほとんどが依存性の高い、血糖値やインスリンを急上昇させる加工食品ですから。「あ～、すごくマックが食べたい」と言うとき、その言葉が本当に意味するのは、「パンが食べたい、マヨネーズが入ったソースが食べたい、ケチャップが食べたい」であり、栄養のある食事としてのハンバーガーではないのです。

ですが、マックのハンバーガーそのものはそれほど問題ではありません。ハンバーガー以外のすべてのメニューが問題です。実際のところ、ハンバーガーだけなら、いわゆる「ヘルシー」なヴィーガン・バーガーとは比べものにならないくらいカラダにいいもので、まだマシです。ハンバーガーだけを食べるように自分を律することができるなら、思い切り食べてください！　とにかく、次のページの原材料を見てみましょう。

●パティの比較

マクドナルドのハンバーガー	インポッシブル・バーガー（ヴィーガン・バーガー）
牛ひき肉100％	水
	大豆タンパク質濃縮物（炎症性）
	ココナツオイル
	ひまわり油（炎症性）
	天然香味料（それが何かは不明）
	ポテトプロテイン（乳化剤の1つ）
	メチルセルロース
	酵母エキス
	培養デキストロース（糖質の別名）
	食用加工でんぷん
	大豆レグヘモグロビン（炎症性）
	塩
	混合トコフェロール（抗酸化物質）
	分離大豆タンパク
	ビタミンおよびミネラル（グルコン酸亜鉛、チアミン塩酸塩［ビタミンB1］、ナイアシン、ピリドキシン塩酸塩［ビタミンB6］、リボフラビン［ビタミンB2］、ビタミンB12［シアノコバラミンとしても知られる合成ビタミンB12で、シアン化物からつくられる］）

ご覧のとおりです。炎症性でインスリンを急激に上げる原材料と、人工的につくられたビタミンが混ざっていて、腸内マイクロバイオームやホルモン生成をめちゃくちゃにし、空腹感を抱かせます。また、肉がどこから来たかも大切です。牛肉が世界のどこで育てられたかにもよりますが、オーガニックでない場合、ホルモン剤や穀物がたっぷり与えられている可能性があるため、必ずしも最高の肉とは限りません。とはいえ、超加工がなされた代替肉よりずっとマシであることは確実です。

3. 間食でよけい空腹に

現代社会では、「少しの食べ物を頻繁に食べるといい」という考えが熱狂的に信じられていますが、その考えを刷り込んでいるのは、ほかならぬ食品メーカーです。なぜなら、間食は無料ではありませんから。何世代かさかのぼり、私たちの祖父母の世代を考えてみましょう。彼らは間食などしていませんでした。

人間は、空気は数分、水は3日なくなると生き延びられません。でも食べ物の場合、非常に極端な例ですが、数カ月間食べなくても生き延びたケースがあるのです。1960年代、かなりの肥満だったアンガス・バルビエーリというスコットランド人男性の有名な事例があります。382日間何も食べず（ビタミンとイースト、各種飲み物は口にしました）、体重を125キロ落としました[※13]。当然ながら、私は1年間何も食べないでいようと言っているわけではありませんし、そんな凶暴なことは言いません。でも、**「間食は代謝にいい」という強い思い込みを書き換える必要があります。**それどころか、常に間食していると血糖値とインスリン反応が常に高くなり、蓄積した脂肪ではなく、炭水化物をエネルギーとして燃焼してしまいます。そしてこの血糖値の急降下によって、食欲ホルモンが再び分泌されてしまうのです。

少量の食べ物を頻繁に口にしても、ウエストサイズにおいては何の得もありません。脂肪を蓄えたり、頭がぼんやりしたりするうえ、血糖値が常に急降下するために、いつも食べ物を探し求めるようになります。そのため、**間食して1日中何かを食べているよりも、回数を減らして1回あたりに食べる量を増やす方がずっと得策です。**カロリーの摂取量はまったく同じでも、数時間食べずに血糖値が安定していれば、空腹は感じにくくなります。

※13 https://www.diabetes.co.uk/blog/2018/02/story-angus-barbieri-went-382-days-without-eating/

ちなみに断続的な断食《インターミッテント・ファスティング》は、医学的にも恩恵があることが証明されています。日本の科学者・大隅良典は2016年、オートファジーの研究でノーベル賞を受賞しました。オートファジーとは、断食すると細胞に起こる作用で、細胞内の有害なタンパク質（アルツハイマー病のような神経変性疾患になる可能性がある）を除去したり、細胞を再利用したり、細胞の再生を促したり、炎症を抑えたりするのに役立ちます。※14

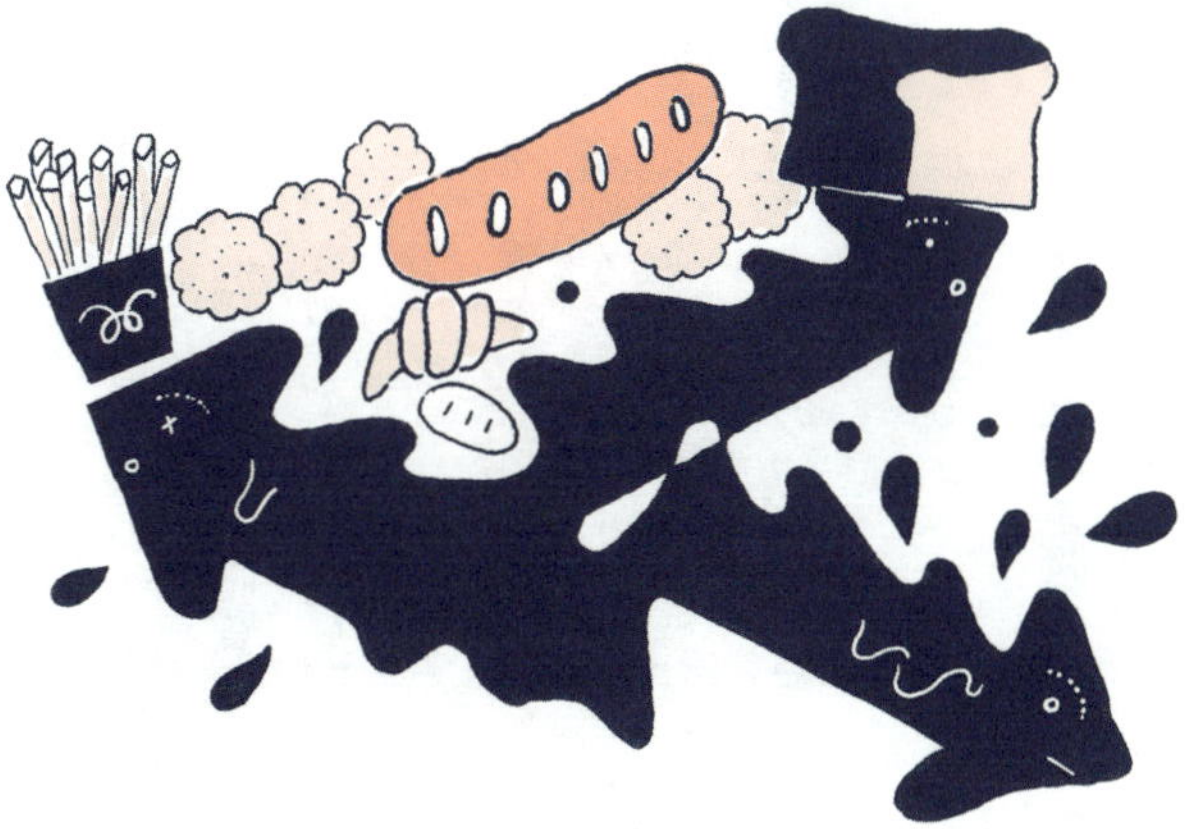

※14 https://www.nobelprize.org/prizes/medicine/2016/press-release/

4．脂質はカラダに悪い？

「脂質は燃料です！」というメッセージを、ぜひ頭に叩き込んでください。炭水化物を食べたら、燃焼するのは炭水化物です。脂質を食べたら、燃焼するのは脂質です。今の私の食生活には脂質がたくさん含まれますが、それは、次のことを学んだからです。

低脂肪ダイエットは、恐ろしいほどカラダに悪いうえ、今より太るだけです。なぜなら、カラダは常に炭水化物を燃焼するようになり、過剰なエネルギーを脂肪として蓄えてしまうから。むしろ、オメガ3のような脂肪酸こそ、かなり重要です。なぜなら私たちのカラダは、食べ物から特定の栄養目標値を摂るようにプログラムされているからです。

本当にお腹が空いていてグレリンを分泌しているとき、カラダは特定量のアミノ酸と脂肪酸を欲しています。そしてあなたが何を食べるかにかかわらず、カラダはそこにアミノ酸と脂肪酸を探し求めます。そのため、たとえばトーストを1枚食べた場合、ある程度のアミノ酸は含まれるものの完全食ではないため、脂肪酸の目標値を満たすことができません。そこで、ホルモンが食欲を掻き立て、アミノ酸と脂肪酸の目標値を達成するまで食べ続けるようにしむけるのです。ところが、口にしたのが善玉脂質の含まれる栄養満点な食べ物だったら、すぐに満足して、レプチン反応がもう食べるのをやめていいと伝えてくるでしょう。

低脂肪や低カロリーを気にするより、良質な脂肪はカラダと食欲にとってとてもいいということを理解するよう、考え方を改める必要があります。**善玉脂肪を摂るには、アボカド、卵、脂の乗った魚、動物性脂肪、グラスフェッド・バター〔牧草だけを与えられて育った牛の乳をつかったバター〕のような食品を食べる**

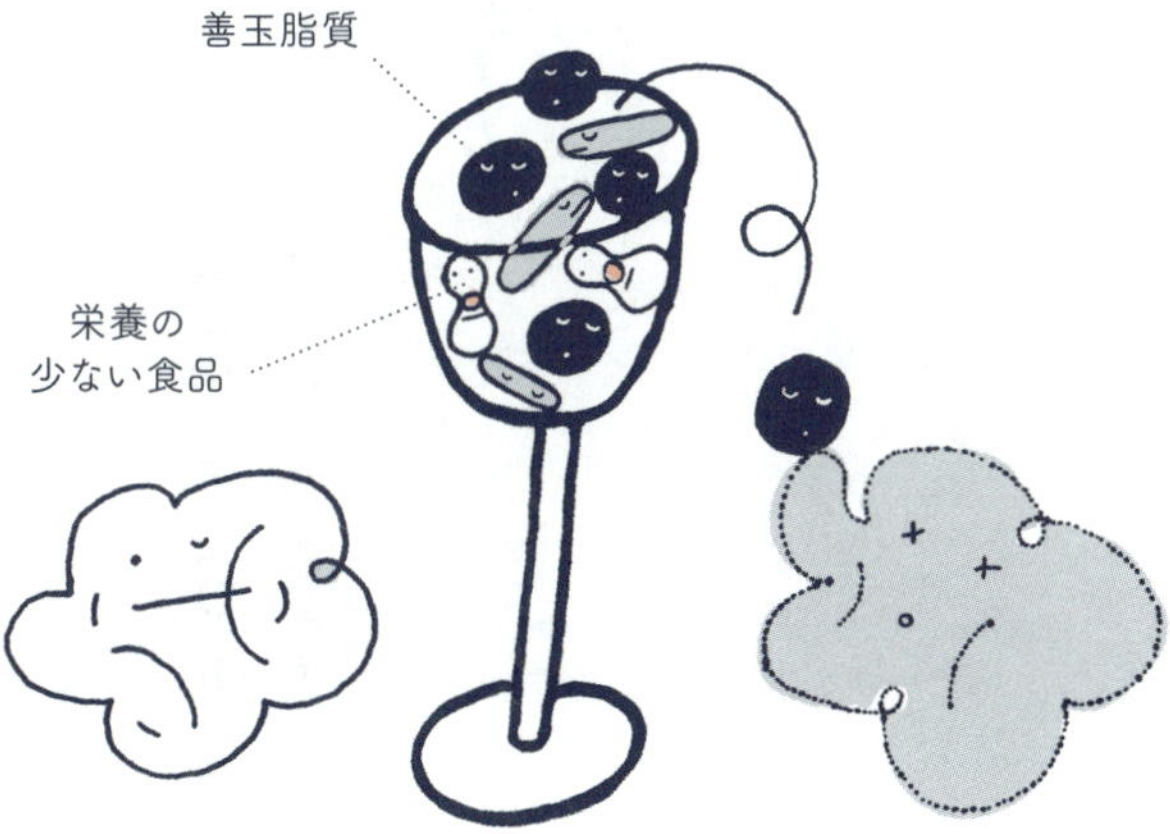

か、次のような善玉脂質を料理に使う、あるいは食事に加えるなどします。

【善玉脂質】

・MCTオイル
・オリーブオイル／エキストラバージン・オリーブオイル（脂質は栄養の吸収を高めるため、オリーブオイルをサラダに加えればサラダの栄養がカラダに吸収されやすくなります）
・亜麻仁油（私はたまにスムージーに少しだけ入れます）
・アボカドオイル
・フィッシュオイル
・かぼちゃの種

5. カラダにはコレステロールが必要

コレステロールとは、体内の全細胞内に存在する蠟《ろう》のような質感の物質です。エストロゲン、プロゲステロンなどすべての性ホルモンや、ビタミンD（ホルモンです！）など、特定のホルモンをつくるのに欠かせません。コレステロールはまた、脂肪の消化・吸収を助ける胆汁酸となります。

80年代や90年代に育った人は、コレステロールがメディアで大げさに取り上げられていたのを覚えているでしょう。今でさえ、コレステロールは何か恐ろしいもののように描写され、何としてでも減らすべきだと言われます。でも、「高コレステロールはカラダに悪いので、コレステロール値を下げる薬を飲めばいい」というような簡単な話ではありません。**本当のところは、コレステロールは健康的なホルモンの量を保つために非常に重要です。**

コレステロールには、ＨＤＬ（高比重リポタンパク質）とＬＤＬ（低比重リポタンパク質）の2種類があります。

ＨＤＬは、血中の余分なコレステロールを回収して肝臓に戻すため、「善玉コレステロール」と呼ばれています。肝臓はそのコレステロールを排出して、心臓を病気から守ります。「悪者」はＬＤＬで、血管壁にたまって血栓になったり、そこから心臓発作や脳卒中を引き起こしたりする可能性があります。そのため、ＨＤＬとＬＤＬの値を区別する必要があります。同じものではないのです。

食事に関して、コレステロールの考え方を改める必要があります。**卵はコレステロール値は高いですが栄養がたっぷり含まれており、食欲や血糖ホルモンをコントロールする食べ物としてぴったりです。**私は毎日、卵を食べています。**悪玉コレステロールを増やすのは、糖質と炭水化物**なので、何も悪くない卵まで責めないでください。人間はこれまで数千年にわたり卵を食べてきました。アメリカ心臓協会は今や、コレステロールは「過剰摂取が懸念される栄養素ではない」※15と報告しています。

※15 https://www.ncbi.nlm.nih.gov/pmc/articles/PMC6024687/

食物依存から脱するには

腸と脳に食べ物を与えよう

睡眠に関する章で腸内マイクロバイオームの重要性について述べましたが、食欲に関する本章でも、腸内マイクロバイオームは同じくらい重要です。きちんとしたものを食べ、腸内に善玉菌を生息させ、加工食品をやめることで、わずか2週間程度で腸を健康な状態にすることができます。数十億という腸内マイクロバイオータ(微生物叢)は、適切なときに適切なメッセージを脳に送り、健康的なホルモンの生成に極めて重要です。

また、手を伸ばす先にあるのが運動靴かポテトチップスかを決めるのは脳であるため、脳の健康を維持する必要もあります。結局すべては、脳腸軸に帰着する

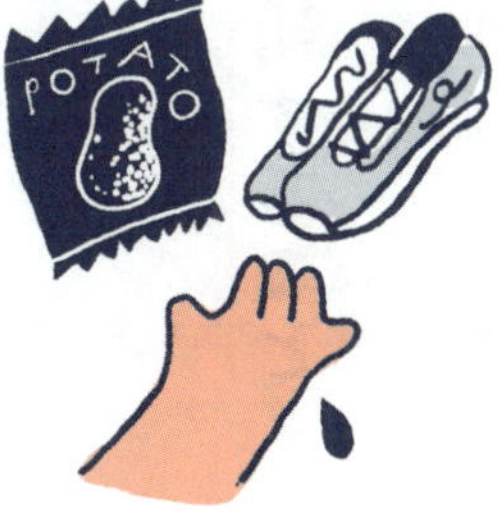

のです。そして大切なのは、ホルモンが確実にきちんと働くようにすることと健全な食欲を保つことです。

食欲ホルモンをコントロールするために毎朝すること

私は生まれつき依存症体質なので、食欲を先回りしてコントロールしない限り、状況に流されてしまいます。たとえば、アルコール依存症から立ち直ったばかりの人が、パブに行くでしょうか？　もちろんそんなことはしません。ダイエット中の人が何も計画せずにキッチンに行ったら、ドカ食いをしてしまうでしょう。誰もが、自分をよくわかっています。何がきっかけになるか、自覚しているのです。そのため、私は常に先手を打ちたいと思っています。

多くのバイオハッカーは、朝のコーヒーを飲む前に1時間待つと言います。でも私には家から送り出さなければならない3人の子どもがおり、カフェインがすぐに必要です。**目覚めたらまず、すぐに水（きちんと準備できているときなら事前に冷蔵庫に**

冷やしておきますが、たいていはただの水道水）に、レモンを少し絞り、塩ひとつまみか、きちんとしたミネラルのサプリメントを入れ、それを飲みます。ミネラルは、脳がきちんと働くために必要なマグネシウム、カリウム、ナトリウムといった電解質を脳に与えてくれます。つまり、電気が流れやすくなるのです。

子どもたちの朝食をつくっている間にＬ－テアニンを飲み、持ち歩くためのコーヒーを用意します。コーヒーには、ＭＣＴケトパウダーとグラスフェッド・バターを入れますが、こうすると朝のお腹の張りをかなり防げます。私は甘党なので、コーヒーにはさらにステビアを入れます。ステビアは、砂糖のようにインスリンを急激に上げることはありません。

近年発表された複数の研究は、ステビアには抗炎症作用があるとしています。同時に、ステビアが腸内マイクロバイオームに悪影響か否かという議論もあり、その点についてはまだ決着がついていません。ただ私個人的には、白砂糖に手を出さないためならプラスマイナスでプラスなので、使い続けています。

コーヒーにＭＣＴオイルを入れると、かなり食欲を抑えられ、睡眠中に入った脂肪燃焼モードを維持してくれます。これがなかったら、子どもたちのベーコンをつまみ食いしていたに違いありません。それから、「そもそも、きちんとした食べ物を料理する時間がない」と言う人がいますが、ありますよ。私は毎朝、卵を4個ゆでますが、子どもたちのシリアルとトーストを用意する間にできます。息子のエイサとジュードの分はカップに入れて出します。ラックスは卵を食べずにベーコンだけ。残りは私があとで食べる分です。

睡眠の章で説明したとおり、私はこのあと、コルチゾール、アドレナリン、ドーパミンを高めるアクティビティを、朝と昼すぎに行います。**お腹が空いたら、朝ゆでておいた卵に塩を振って、卵だけ単体で食べるか、そのあとに何か食べます。**先にゆで卵を食べておくことで、夕方4時にガソリンスタンドに寄ったときに、ポテトチップスに手を出さないでいられます。こうすることで、血糖値のバランスを保てるし、食欲ホルモンをコントロールできるため、食べる時間枠を後ろ倒しにして、あとできちんとした食事を楽しむことができるのです。

食欲を簡単にコントロールする4つの方法

グレリンとドーパミンという双子の獣を相手にしているとき、数時間食べないのはとてもつらいものです。でも、神経生化学〔脳を含む神経系での化学的なプロセス〕をプログラムしなおすことで、食欲に負ける前に先手を打てます。血糖値の急上昇や急降下を避け、食欲を訴えてくる頭の中のイヤなおしゃべりから解放されるのです。

シリアルを食べずに、コーヒーにパウダーかオイルを入れろ、と私に言われたからって、はいそうですか、とは思えないであろうことはわかっています。でも、こんなふうに考えてみてください。もう二度と食べられなくなるわけでありません。今だけ。ホルモンのバランスを取り戻すためです。

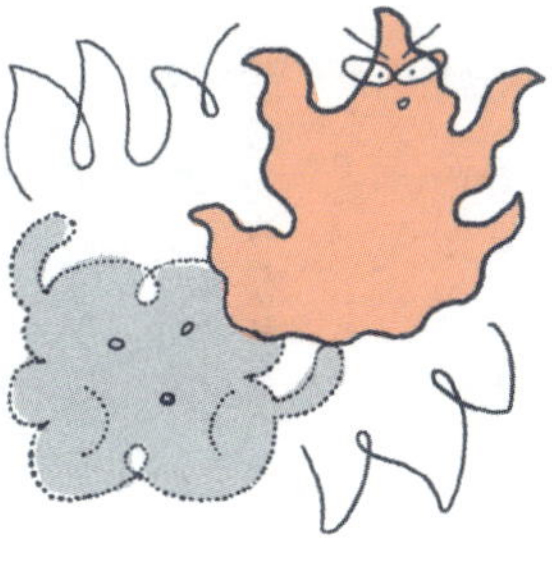

食欲に打ち勝つと、驚くほどの解放感を味わえます。そのころには神経経路が変わっているため、いったん乗り越えてしまえば、古い習慣に戻ることはありません。たまには、ついつい食べ物に手を出してしまう日があっても大丈夫です。でも、習慣を変えることは絶対に可能だし、お腹が空くどころか、もっと活力がみなぎり、クリエイティブになれて、満たされ、楽しく感じることをお約束します。

1. 食べる時間枠を変える

睡眠に関する前章でも述べたように、細胞には体内時計が備わっており、特定の時間に特定のホルモンを分泌します。食欲に関してもまったく同じです。

グレリンは、いつもの食事時間に合わせて分泌されます。ですから、グレリンが「お腹空いた！」と言ってくるのを防ぐには、食べるタイミングを変えればいいのです。本章の前半で触れたとおり、グレリンは血糖値の低下によっても分泌されます。ご存知のとおり、血糖値の下降が起こる理由は、食べ物を口にすることでグルコースが急上昇し、それによってインスリン反応が起こるためです。つまり、食欲のコントロールには、インスリン反応をコントロールすることが非常に大切なのです。これは、食べる時間を少しずつ後ろ倒しすることで行えます。

食べ始める時間を毎日45分ずつずらしたところで、カラダはまったく気づかないでしょう。たとえばいつも朝8時に朝食を食べるなら、8時45分に食べましょう。2、3日後、それを朝9時半に変える、という具合です。そのうち楽にできるようになり、朝起きたときにそこまで空腹を感じなくなるでしょう。

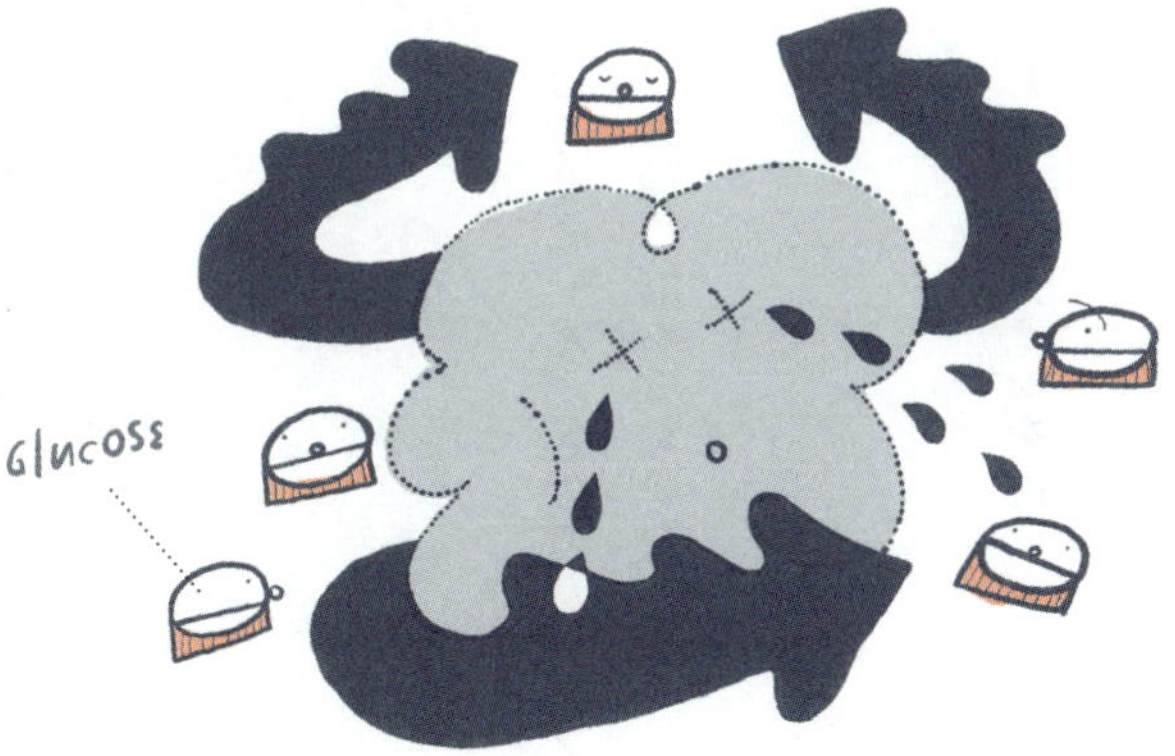

前述のスコットランド人男性のように、1年間断食しろだなんて言いません。食べる時間枠を少しずつ遅らせようと言っているだけです。そうすれば、ホルモンが適切な時間に分泌されるようになり、食欲をコントロールできるようになるからです。

2. 食前にサプリメントをプラス

ドーパミンによる食欲に抗うことほど大変なことはありません。ところが、サプリメントやちょっとした食材を飲み物に加えたり、食べる前に飲んでおいたりすることで、食欲を抑えることができます。

● L-グルタミン

アミノ酸の一種。私は糖質の摂取をやめたとき、L-グルタミンを使いました。パウダー状のものをスプーン1杯、舌の下に入れて30秒間待ちます。そうするとL-グルタミンが血流に乗って、糖質への欲求を抑えてくれます。

●MCTオイル

MCTオイルまたはパウダーを朝のコーヒーか緑茶に入れると、ノルアドレナリンによる脳への影響で、食欲が収まります。MCT（中鎖脂肪酸）には、ココナツオイル由来のすばらしい脂肪酸が含まれています。善玉脂肪が含まれ、脳とカラダのスイッチをオンにしてくれ、すぐに血流に吸収されて食欲を抑えてくれるのです。

●コラーゲン

コラーゲンにはたくさんのアミノ酸が含まれていますが、前述のとおりアミノ酸は、空腹のときにカラダが欲するものです。そのため、食欲をコントロールするなら、脂肪分をたっぷり入れた朝のコーヒーに、コラーゲンパウダーを加えましょう。また、ディナーを食べに出かける前にコラーゲンを摂ると、パンのおかわりをもらわないように自制する助けになりますよ。

●リンゴ酢

高い効果があるシンプルなハックで、しかもとても安上がりです。食事の前にスプーン1杯のリンゴ酢を飲めば、消化の流れがゆるやかになり、腸内での炭水化物の分解スピードが遅くなります。また、インスリン反応を緩和し、血糖値（すなわち食欲）をうまくコントロールします。ストレートだと味が苦手な場合、グラス1杯の水に混ぜて飲んでもいいでしょう。

●ベルベリン

ベルベリンは自然な植物からつくられており、食欲ホルモンであるグレリンの分泌を抑えることが複数の研究で示されています。血糖値とインスリン反応を下げる、自然でとても安全なサプリメントです。

ベルベリンは、細胞内のＡＭＰＫと呼ばれる酵素を活性化することで作用します。ＡＭＰＫは、代謝の「主電源スイッチ」であり、カラダ中の臓器に存在しています。ＡＭＰＫの作用はさまざまで、インスリン抵抗性の低下、糖質の取り込みと燃焼、肝臓での糖新生〔タンパク質中のアミノ酸を分解し、ブドウ糖をつくること〕の抑制、さらには腸内の善玉菌の増加にまで及びます。また、腸内でのドーパミン生成を引き上げることもわかっています（マイクロバイオームの働きによる）。

これらがあなたにとってどのような意味があるかというと、食べすぎを抑えてくれるということです。血糖値が安定していれば、お腹が痛くなるほどお腹が空くことは少なくなります。**中華料理のような炭水化物が多めの食事を食べるなら、その前にベルベリンを飲むといいでしょう。**あとでつまみ食いをしに冷蔵庫に行かずにすむはずです。私が太りすぎだったころに、もっとベルベリンを活用できればよかったのにと思います。でも今でも、何か悲惨なことがあって、ドーナツをやけ食いしちゃえと思ったときには、まずはベルベリンを飲んでおくととても役に立ちます。

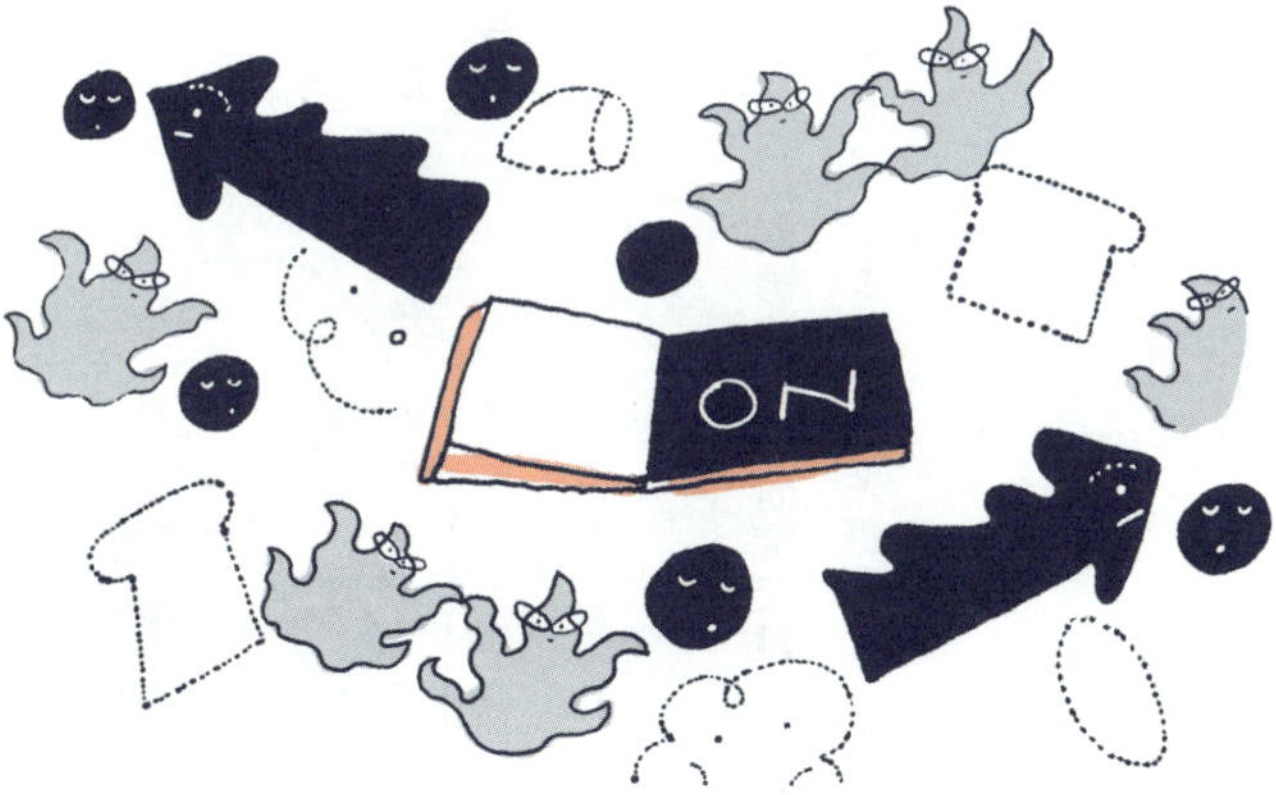

ベルベリンに関して、地球規模でとてもワクワクする話としては、肥満の人が減量したり、2型糖尿病から回復したりする手助けとして、ベルベリンが製薬と同じくらい効果的であることが、複数の研究で示されている点です。現在、2型糖尿病にはメトホルミンという薬が処方されますが、胸やけ、膨満感、頭痛、口の中で金属の味がする、極度の疲労など、列挙しきれないほどのさまざまな副作用があります。ある研究では、ベルベリンを摂取した人は体脂肪率が3・6%落ち、わずか3カ月で肥満から体重過多に変わりました。ほかの複数の研究では、抗糖尿病および抗肥満の効果があることが示されています[※16]。よりカラダが吸収しやすい形である、ジヒドロベルベリンを探してみましょう。

●朝鮮人参

朝鮮人参に含まれる抗炎症性のジンセノサイドのおかげで、グルコースとインスリンの調節機能が改善されます。

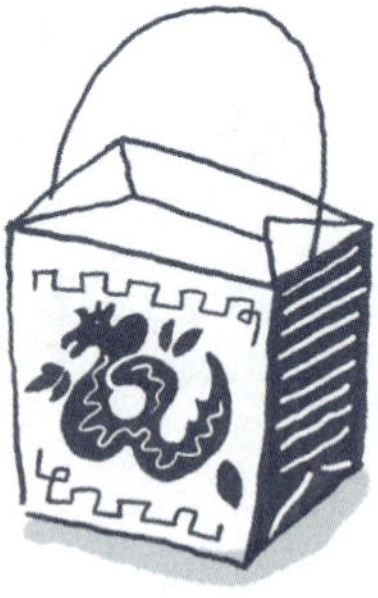

※16 | https://pubmed.ncbi.nlm.nih.gov/33415147/

●ホーリーバジル

ストレスに抵抗し、血糖値の安定を促進するのに役立つアダプトゲン・ハーブです。

3. 食べる順番を変える

とても簡単なのにかなり効果のあるハックです。健康分野の専門家たち※17のおすすめでもあります。食べ物を食べる順番を変えるだけで、食欲に影響する可能性があるのです。炭水化物を最初に食べると、血糖値が急上昇します（だからこそ、レストランでは最初にパンが出されるです。お客さんのお腹を空かせるために！）。野菜やタンパク質、脂質を先に食べるよりずっと、血糖値が高くなるのです。ということは、野菜やタンパク質、脂質を先に食べれば、血糖値の急上

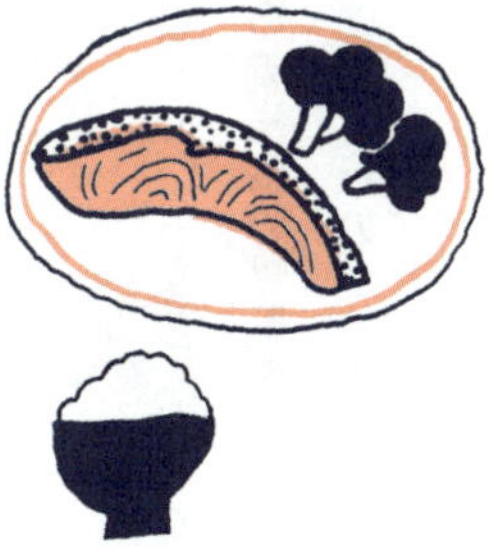

※17　インフルエンサーであり著者でもある、グルコースの女神と呼ばれるジェシー・インチャウスペや、神経科学者でありポッドキャストでも有名なアンドリュー・ヒューバーマンなど。

昇による影響を抑えられ、ずっと早く満腹になれます。さらに、あとで血糖値が急降下しておやつに手を伸ばす可能性も低くなります。

ということで、たとえばお皿に鮭、ご飯、ブロッコリーが乗っているなら（とてもいいメニューです）、ご飯は最後にしましょう。少なくとも**ある程度の野菜を先に食べる**のがよいでしょう。こうすることで、腸内に「網目」のようなものができ、インスリンの急上昇が抑えられます。

別の方法としては、食事の前にタンパク質と脂質をお腹に入れておくことです。私がみんなにおすすめするのは、**何よりもまず、アボカド半分または卵1個を食べる**こと。そう、子どもたちと一緒に「食卓につく前に」です。でないと、本能的に炭水化物に手を伸ばし、止まらなくなってしまいます。

甘党の人なら、超加工食品である**ビスケットやチョコレートの代わりに、プロテインシェイクを飲みましょう。ピーナッツバター（植物油が加えられていない無添加のもの）などの脂質とバナナも入れます。**人が見たら、「そのスムージー、脂質と糖質がすごく高いんじゃない!?」とビックリするかもしれません。でも**大切なのは、舌とお腹を満足させつつ加工食品をやめること。**バナナには果糖が含まれますが、こうした果糖は、あなたがこれまで「ご褒美」と考えるように条件づけられて依存してきた、シリアルやグラノーラバーなどの健康的だから安全な（実際はそんなことありません）甘いものよりもっとずっとマシです。**「ご褒美＝食欲」だと覚えておいてください。**

4．レプチンを分泌するには栄養たっぷりの食べ物を

本章をここまで読んできておわかりのとおり、食生活からできる限り加工食品をなくすべきであることは、言うまでもありません。腸内マイクロバイオームの整備から食欲のコントロールにいたるまで、加工食品がいかに厄介なものか、そして植物油、乳化剤、隠れた糖質はホルモンを乱し、それがいかに危険かをこれまで説明してきました。ですから、原材料のラベルは読むようにしてください。もっといいのは、パッケージに入った食べ物は食べないことです。

代わりに、アミノ酸と脂肪酸の目標値を満たして、さらに満腹ホルモン、つまりレプチンの反応を引き起こす、栄養たっぷりの食べ物をたくさん取り入れるべきです。食べたもので満足していれば、グレリンの反応も弱まるはず。ご存知のとおりグレリンの反応とは、お腹が空いたと脳に伝えることです。

より長い時間、満腹状態を保つのに最適な食べ物として、葉物野菜やブロッコリーのような野菜をここで山ほどリストアップすることはしません。当然ながら、こうした野菜はカラダにいいですが、そればかりを食べても必要な栄養目標値には達しません。栄養たっぷりの食べ物とは、カラダが最適に機能するために必要な、タンパク質などの栄養素をもっとも完全な形で含む食べ物です。では、その食べ物とは具体的に何なのか、次でご紹介します。

空腹ホルモンを満足させる栄養たっぷりの食べ物11選

①卵

どんな調理のしかたであれ、卵は健康的な脂質、タンパク質、ビタミンとミネラルが詰まった完全食で、食欲も満たしてくれます。また、コリンの自然な源でもあります（コリンについては、3章で詳しく述べます）。私の場合、卵はにわとりを飼っている地元の友達から買っていますが、スローライフを楽しむ友達が近くにいない場合、スーパーマーケットでオーガニックの卵を買いましょう。

②オリーブ

オリーブオイルが調理油として非常に優れた油の1つであるように、オリーブそのものも栄養がとても豊富です。良質な一価不飽和脂肪が多く含まれ、またポリフェノールと呼ばれる、抗酸化作用のある植物性化合物も豊富です。オリーブは発酵しているため、腸内細菌にとって有益です。ただし、菜種油やひまわり油に入ったオリーブは避けましょう。

③牡蠣

牡蠣には、レプチンと一緒に作用して食欲を抑えてくれる亜鉛がたっぷり含まれています。さらに、ほかの食べ物からはなかなか摂れない、オメガ3脂肪酸、ビタミンD（ホルモンです！）、セレンがかなり豊富です。

④アボカド

アボカドはビックリするくらい栄養が豊富な食べ物です。健康的な脂質が多く含まれ、より長い時間、お腹を満たしてくれるのみならず、ビタミンC、E、K、B6、リボフラビン、ナイアシン、マグネシウム、カリウムも含まれます。さらに、良質な食物繊維も提供してくれます。

⑤魚

食欲のコントロールなら、タンパク質とトリプトファンが多く含まれるオヒョウ（カレイの仲間）が特におすすめです。鮭、サバ、イワシも最高です。魚はどの種類であれ、全身の炎症を抑え、レプチンが脳と効果的にコミュニケーションできるようにしてくれるなど、とても有益です。

⑥リブアイ(ステーキ)

牛肉のなかでも良質な脂肪とタンパク質がたっぷり含まれた部位で、ビタミンB群、亜鉛、セレン、さらにはカルノシンなど肉にしか見られない複数の珍しい化合物が豊富に含まれています。カルノシンは、健康的な筋肉をサポートするほか、アンチエイジの効果もあります。

⑦牛のレバー

レバーが「自然のマルチビタミン」と呼ばれるにはわけがります。牛のレバーには、手に入れにくい栄養素が多く含まれているうえ、タンパク質も豊富です。ヘム鉄、ビタミンB6、B12、Aのほか、消化や筋肉の回復、代謝調節、免疫系の強化に必要とする核酸もたっぷり含まれます。私は子どもたちのスパゲティ・ボロネーゼに加えていますが、今のところまったく気づかれていません。

⑧ギリシャヨーグルト（その他、脂肪分の高い乳製品）

ギリシャヨーグルトは、カラダに吸収されやすいタンパク質、カルシウム、マグネシウム、ヨウ素、リンをたくさん含むため、特に栄養価が高い食べ物です。また、健康的な腸内マイクロバイオームをサポートするプロバイオティクスも含まれます。必ず、甘みが加えられていないものを選びましょう。必要なら自分でステビアを加えます。

⑨アーモンド

塩味のついていないアーモンドは、自然由来の食物繊維、タンパク質、善玉脂肪が豊富です。さらに、ビタミンEとK、葉酸、チアミン、マグネシウム、カリウム、抗酸化物質といった、必要不可欠なその他の栄養素も含んでいます。小腹が空いたら、ボウル1杯のポテトチップスよりもアーモンドの方が、よっぽどお腹を満たしてくれます。生のナッツ類は、まず塩水に10時間ほど浸して活性化するのを忘れないようにしましょう〔生のナッツは酵素抑制物質が含まれるため通常は食べる前にローストするが、加熱を避けるために塩水に浸して発芽の状態に持っていくと、この物質を除去でき「活性化」される。この状態は英語圏で「活性化ナッツ」、日本では「発芽ナッツ」などと呼ばれる〕。

⑩ゆでたじゃがいも

じゃがいもは悪名高いですが、実際は食欲のコントロールにとても役立ちます。ある研究※18では、クロワッサンを1個食べるより、ゆでたじゃがいもの方が7倍も満足感が得られたことが示されました。もっといいのは、ゆでてから冷めたじゃがいも。難消化性でんぷんの量が増え、満腹感をさらに長引かせてくれます。

⑪コラーゲンペプチド

腸はコラーゲンペプチドのアミノ酸組成を検知し、グレリンの分泌を阻止します。私は間食を防止するために、どの時間帯でも、飲み物にはスプーン1杯のコラーゲンを入れています。ペプチドは、通常のコラーゲンと分子のサイズが異なり、吸収されやすくなっています。

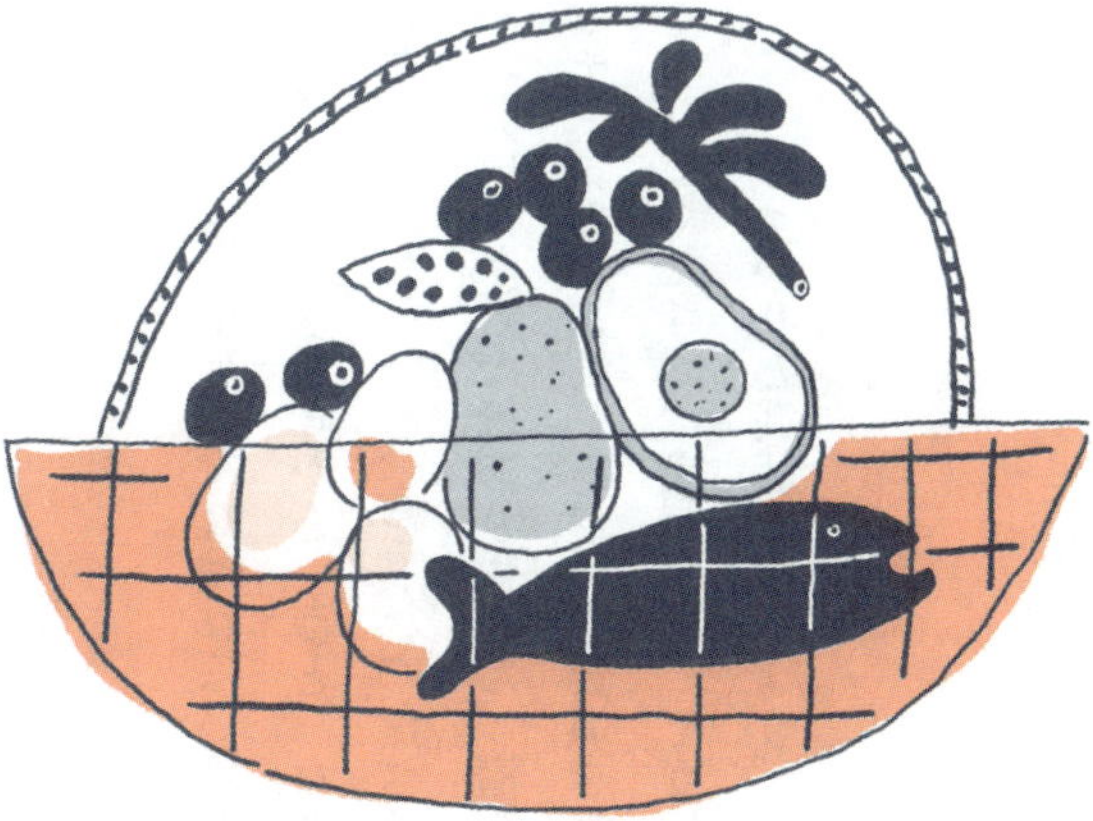

※18　https://www.researchgate.net/publication/15701207_A_Satiety_Index_of_common_foods

食欲についてのホルモンハックを成功させるには

本章でみなさんにお伝えしたい学びは、「食欲に対して先手を打たなければいけない」こと、そして「常に準備万端でいる」ことです。どういう意味かというと、なりゆきで食べてはいけないということ。きちんと計画しておかないと、際限なく食べてしまいます。何度も言いますが、それはあなたが「弱い」からではありません。潜在意識に訴えかけてくる広告や、誘惑、そしてネガティブなホルモンハックの習慣を常に浴びせられているからです。だから自分を責めないでください。代わりに、そうした食品メーカーに自分の食欲を支配されないように、しっかりと武装しましょう。自分の食欲は自分でコントロールするのです。

ということで、卵、アボカド、肉など、きちんとしたタンパク質と脂質がいつも手近にあるようにしましょう。本章で取り上げたサプリメントもいくつか試してみましょう。食べる時間枠を少し変えましょう。金曜夜にピザをテイクアウトする習慣の代わりに、新しい習慣をつくりましょう。お気に入りのベーカリーの前を通らないように、職場への行き方を変えましょう。何であれ、食物依存を誘発したりグレリンの急増を促したりするのを避けるために、必要なことは事前に計画して実行しましょう！

CAT計画

これらを生活習慣にうまく取り込むために、CATアプローチを実施します。CATアプローチとは、何かを「変える（Change）」、いつもと違う何かを「加える（Add）」、自分にとってまったく新しいものを「試す（Try）」です。

私たちは一人ひとりが個性的な存在であり、食べたいと思うきっかけはそれぞれでまったく異なることを忘れないでください。ですから、ご紹介したハックの中で特に心惹かれるものがあれば、どんどん取り入れましょう。もしあなたが、卵が嫌いで砂糖が大好きなら、選ぶべきはL－グルタミンかもしれません。あるいはあなたが、目覚めた瞬間に朝食を満腹まで食べないと気がすまないなら、それをやめることかもしれません。それが何であれ、まずは**達成可能なCAT目標を3つ、書き出します。**それを1週間試して、食欲のコントロールに役立つか観察してみましょう。

今週変えるものは…　例：朝食を45分遅らせる。
今週加えるものは…　例：間食に卵を加える（そして最初に卵を食べる）。
今週試すものは…　例：超加工食品のない、1週間の献立を考える。

気分よく健全な食欲を保つために

最初がつらく感じるようなら、次のことを覚えておくといいでしょう。これまでたくさんの超加工食品を食べてきた場合、しばらくの間、自然な食べ物は味気なくて退屈に感じるはずです。でも、味蕾はわずか数日で慣れます。自然な食べ物をおいしいと再び感じるようになるのです。しかしこの恩恵を味わうには、食生活から超加工食品をすべて排除する必要があります。少し辛抱強くならなくてはなりません。私たちはみんな、食べ物でドーパミン・ハイになったり、インスリンの急降下で苦しんだり、グレリンというモンスターを常に満足させようとしたりすることが身に染みついているため、簡単ではないでしょう。でも、そのうちたどり着けます。強烈な食欲を抱くことなく、身も心も栄養で満たされたと感じるようになるはずです。

誘惑に負けてしまうことがあっても、心配しないでください。みんな人間だし、私も食べすぎてしまうことはしょっちゅうです。もうどうでもいいや、と思ったときに重要なのは、かつての習慣に戻らないこと。食べ物への強い欲求を排除しつつ食欲ホルモンをコントロールするのに必要な情報や手段は、あなたの手元にあります。今すぐ、しっかり取り組みましょう。

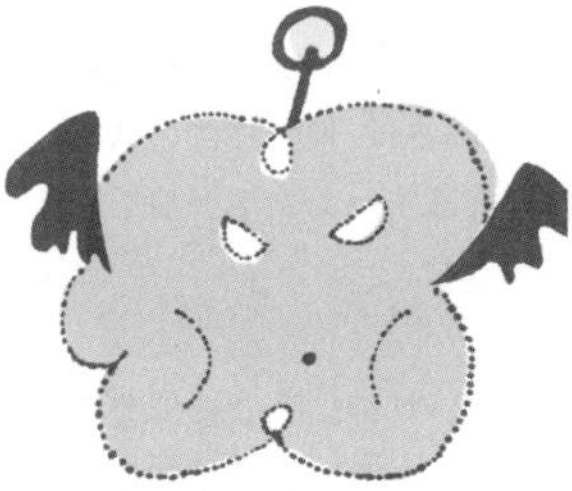

ドクターEから一言

Column

2

過食についてかかりつけ医に相談するには

HOW TO TALK TO YOUR DOCTOR ABOUT OVEREATING

新規患者の検診で、インスリン抵抗性がある人や糖尿病予備軍の人を見つけることが増えてきました。これは生活習慣に関連していますが、医師としてもっとも興味深いのは、太りすぎの人だけに限った話ではないという点です。「元気で健康的」な人にも見られるのです。うちのクリニックで、インスリン抵抗性がある人たちに共通しているのは、ストレス反応です。もしあなたも過食に悩んでいるなら、私がまず提案するのは、ストレスの原因を探すことです。

ストレス反応とは、以下のような状態です。
a) コルチゾールが上昇する
b) 緊急時に備えてエネルギーを蓄える必要があるとカラダが考えるため、血糖値が上がる
c) インスリン受容体へのインスリンの作用不全のため、インスリン抵抗性ができる
加えて、ストレスのせいで糖分の多い食べ物を口にするようになれば、炎症を起こすのも当然です。私の考えでは、血糖値調節の基本は、何が体内のストレス反応のスイッチを入れるのかを特定し、それを排除すべく生活習慣を変えるなど調整することです。

医療の専門家はなぜ、糖尿病や血糖値を下げられない状態にここまで重きをおくのでしょうか？　それは、血糖値の高さは詰まるところ血管に変化をもたらし、その変化が腎臓から皮膚、血流に始まり、手足や脳にいたるあらゆる臓器に悪影響をもたらすからです。消化管が健康でなければ、重要な栄養素を臓器の細胞へ届けることができず、すると臓器は最適な働き方ができません。

臓器が不調になれば、負の連鎖となります。
ここからは、かかりつけ医に相談すべき重要な症状について説明します。

血糖値調節異常

- 喉が渇き、水をたくさん飲みたくなる
- 頻尿、体重減少、疲労、感染症を繰り返す
- 皮膚のひだの部分、とりわけ脇の下や
  足のつけ根の黒ずみ（インスリン抵抗性を示唆）

治療の選択肢には、生活習慣支援グループや、経口薬と注射薬があります。「熟練患者」のグループは、心強い支援となります。

摂食障害

摂食障害は、自分自身や体型、究極的には食べ物との関係について、考え方を改めるための支援が必要となります。もしあなた自身、あるいは知っている誰かが食べ物との関係に懸念を抱いている場合、真剣に受け止め、医療専門家に相談してください。さまざまな支援が受けられます。摂食障害には、少食、過食、ドカ食いなどが含まれます。摂食障害の兆候には、以下が含まれます。

- 体型を異常に気にする
- 情緒的・精神的な健康への影響
  （ストレス、不安、気分の落ち込み、引きこもり）
- 急激な体重の減少
- 低BMI
- 月経異常
- ドカ食い（のあとに恥を感じる）
- ドカ食いのあとに、嘔吐及び自己誘発嘔吐／下剤など薬の使用
- 自傷行為

体重増加

- 原因となる疾患やホルモン上の問題がないか
- 定期的に飲んでいる治療薬があればチェック
- 生活習慣を確認
- 体重に関する合併症(糖尿病および冠動脈性心疾患)の病歴が家族にないかチェック
- 体重増加が生活の質、モチベーション、気分、自信に影響しているか検討
- 体重増加に伴うリスクに注意を払う
(コレステロールおよびトリグリセリドの状態、高血圧、さらには、メタボリックシンドロームにつながる可能性のあるインスリン抵抗性)

【検査について】
次にあげるテストがすべてではありません。あなたが気になっていることには何が適切か、かかりつけ医が相談に乗ってくれるでしょう。

医療検査

- BMIおよび血圧を含む検査
- 甲状腺基準値+副腎ホルモン基準値:TSH、T4、T3、朝のDHEAおよびコルチゾール
- 血糖反応:HbA1c、空腹時インスリン、空腹時グルコース
- 脂質学:HDL、コレステロール、LDL、トリグリセリド
- 全血球計算
- 肝機能検査
- 腎臓機能
- 骨の組成
- FSH、エストラジオール、プロゲステロン、テストステロン

統合検査

下記が全バイオマーカーというわけではありません。かかりつけ医が診察のあとに状況に合わせて実施します。

- ホモシステイン、B12、葉酸(メチル化の問題を検査)
- 脂質学(APOE遺伝子型検査、アポリポタンパク質[コレステロール代謝に関与]、TG、vLDL、LDLなど)
- 代謝(上記+空腹時インスリン、アディポネクチン)

ホルモン検査

- 脂肪酸検査(オメガ6とオメガ3の比率)
- 微量栄養素状態:マグネシウム、亜鉛、銅イオンなど(有機酸検査やGenova NutrEvalが便利)
- 腸の健康度:マイクロバイオーム、リーキーガット、寄生虫、菌類など(包括的な検便)
- DUTCH(ダッチ)完全検査

ほかにもありますが、上記は最初に行うものとして重要な検査です。

テクノロジー

- 持続血糖モニタリング:血糖値がどの食べ物に反応して急上昇するか特定するための、ウェアラブルのパッチ「フリースタイル・リブレ2」
- ケトン・メーター呼気式:インターミッテント・ファスティング(断続的断食)をしている場合、あるいはその後に低炭水化物、高脂肪・高タンパク質の食生活を送っている際に、ケトン体になっているかを知る

「オーラリング」のような健康状態を把握するウェアラブルは、月経周期を記録するために体温を使用する。

3
章

頭がぼーっとしたり、混乱したりするのはなぜ？

Why Does It Feel Like I'm Losing My Mind?

本章で登場する主なホルモン

セロトニン
Serotonin

1章にも登場した「幸せホルモン」。
記憶や学習にも影響を及ぼす。

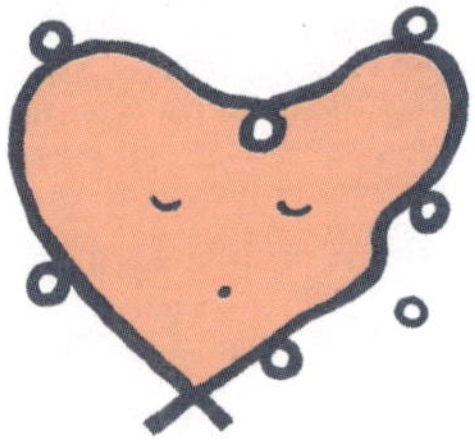

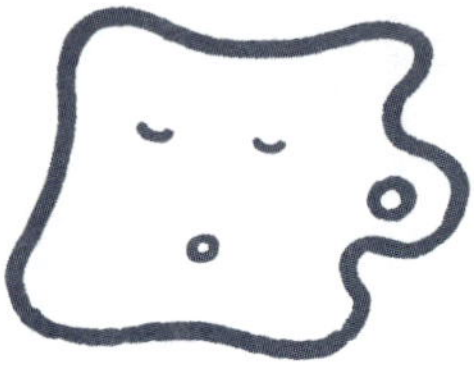

GABA（γ-アミノ酪酸）
GABA

1章にも登場した、
不安を抑制する神経伝達物質。

アセチルコリン
Acetylcholine

人体における主要な神経伝達物質で、
脳の回転を速くし、
記憶、感覚、学習に関与する。

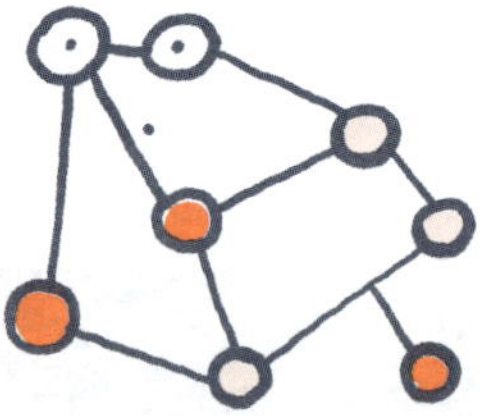

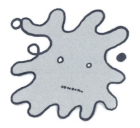

コルチゾール
Cortisol

1章にも登場した「ストレスホルモン」。
緊張感とストレスの調整役。

ドーパミン
Dopamine

2章にも登場した「報酬ホルモン」。
集中力ややる気もコントロールする。

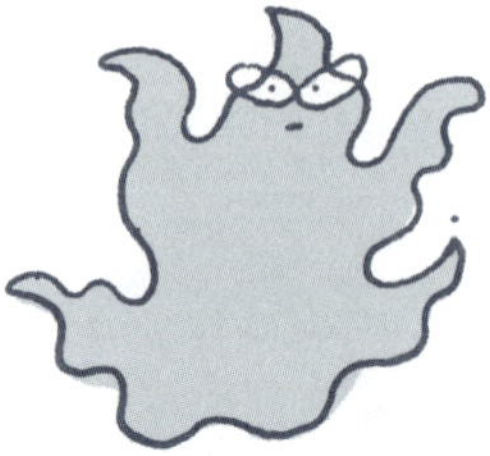

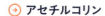

物忘れもパニックもホルモンのせい？

ちょっとしたことなのに覚えられない、と思ったことはありませんか？　すべてがあまりにも大変で、手に負えないと感じたことは？　いっぱいいっぱいになり、「絶対ムリ。もうやめる」という状態から抜け出せなくなって、すべてを先送りしてしまうことは？

私も同じで、正直に言うと物忘れがいかにひどいか、自分でも信じられないくらいです。「ブレイン・フォグ」と呼ばれる頭のもやもやのせいで、生活にかなりの影響が出ていました。たとえばある部屋に何かをしに行ったとしても、7つくらいの思考がごちゃごちゃと頭の中にあって、一番大きな声で訴えてくるものにしか、意識を向けられませんでした。子どもの運動靴を取りに来たんだっけ、それともパスポートを探しに来た？　まったくわかりません。何か大切なことを忘れているのではないか、常にそんな恐怖の中で暮らしていました。

ブレイン・フォグや思考の混乱とはどんな感覚か

ブレイン・フォグの状態になっている人やドジな人のことを、人は「頭のネジが外れているんじゃないの」などとジョークにします。でも当人にとっては、本当につらいのです。

追いつめられたようなパニックの感覚は、多くの人が抱くものです。そして私の場合、月経周期の早い段階にそれがありがちなことに気づきました。ものすごく神経過敏になり、気分が頭から胃まで急降下するのを感じるくらいです。そんなときは、いつもならできるような日常的なことでさえもできなくなります。子どもたちの叫び声に過敏になり、家族に何か悪いことが起こるのではないかという不安でいっぱいになるのです。私はいつもなら、ものごとを大局的に捉えられます。でもこのような状態になったら、夜中に目が覚めて、末っ子のジュードが自転車ごと車にひかれるに違いないと確信してしまうのです。実際はジュードがきちんと自転車で大通りを渡れたことがあっても、その事実は助けにはなりません。この感覚を抱き始めたら、手放せなくなるのです。

ブレイン・フォグとそれに伴う思考の混乱についてインスタグラムに投稿したところ、同じ悩みを抱えた女性たちから信じられないくらい多くの反応がありました。ブレイン・フォグは深刻な問題であり、多くの女性たちがさまざまな形で影響を受けています。これは非常に有害で、仕事や人間関係にも悪影響を及ぼしかねません。

正気を失うような感覚は非常に恐ろしく、感情面でとても危険です。ブレイン・フォグであれ、単なる集中力の欠如であれ、オリンピック級の先延ばしであれ、人生に混乱しているのであれ、それは間違いなく現実で、自分はダメ人間だなどと感じかねません。でもかなり長いこと、こうした感情はまったく無視されてきました。ホルモンに関連したものであり、最近まできちんと理解されていなかったからです。こうした症状はまた、多くが更年期や閉経期と関係しています。そのため、ホルモン周期に関する6章もぜひ合わせて読んでください。ありがたいことに、現在ではこうした症状を起こすホルモンについて、多くの研究がなされています。それはつまり、気分をよくするために自分で打てる手がたくさんあるということです。

ホルモンと神経伝達物質の違いって何？

こうした影響を及ぼすホルモンについて深掘りする前に、まずはホルモンと神経伝達物質の違いについて少し説明させてください。

両者の違いを説明するのに、本章がぴったりだと思います。なぜなら主な神経伝達物質（セロトニン、ドーパミン、ＧＡＢＡ、アセチルコリンなど）は、ブレイン・フォグ、集中力、思考の混乱に、おおいに関係があるからです。わかりやすさを心がけ、簡単な事実をお伝えします。

影響が異なる

神経伝達物質は、思考、感情、自律反応（心臓の鼓動など）に影響を与える、脳の信号です。神経伝達物質のバランスが大きく乱れると、うつや不安症、不眠症のような心理的な気分障害を発症する可能性があります。ホルモンもまた、気分に大きく影響を与える可能性のある化学的な信号ですが、たとえば成長、発達、生殖など、気分以外の機能の面倒もたくさんみています。

●作用する系統が異なる

ホルモンは、全身に広がる腺と臓器のネットワークである、内分泌系で生成されます。一方で神経伝達物質は、カラダの「司令塔」である神経系の一部です。脳から出て、脊髄に沿ってカラダのさまざまな部位へと送り出されます。

●移動の方法が異なる

ホルモンは、血流によって送り出されます。通常は、一カ所（腺）から出て、そのホルモンの作用点（別の腺か臓器）へと、ある程度の距離を移動します。神経伝達物質は、シナプス間隙《かんげき》という短い距

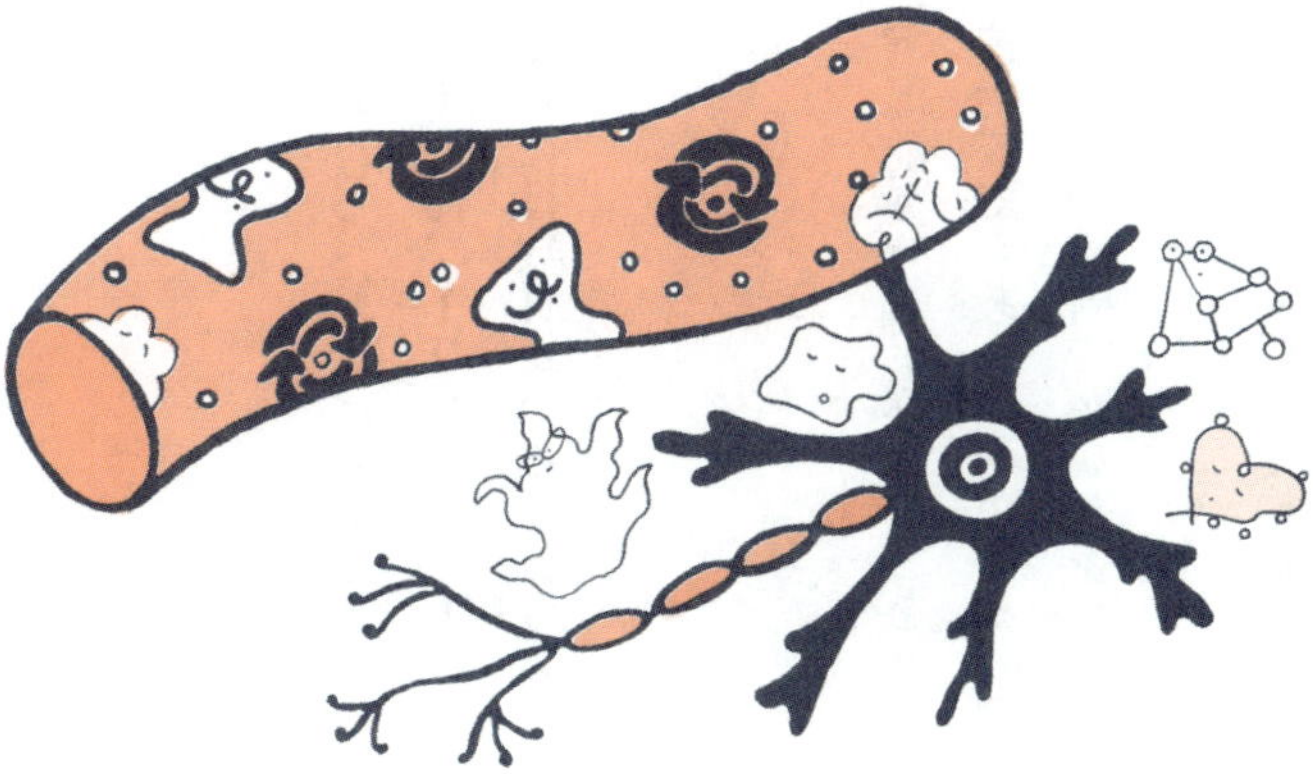

離を移動します。シナプス間隙とは、主に脳内にある、２つのニューロンを隔てている空間です。

作用する速度が異なる

神経伝達物質は、たとえば、ＳＮＳで「いいね」をもらったときにドーパミンの刺激をすぐに感じられるなど、その効果を人間が感じるまでに、１０００分の１秒しかかかりません。ホルモンの場合、効果は数秒から、なかには数日かかる場合もあります。

ホルモンであり神経伝達物質でもあるもの

ホルモンと神経伝達物質の違いを説明したあとに、混乱させるようなことを言ってすみません。要するに、ホルモンでありつつ神経伝達物質でもある分子があるのです。たとえばセロトニン、アドレナリン、ドーパミン。これらは、体内でかなり多くの機構に関わり、ホルモンとしても神経伝達物質としても機能しています。そのため、セロトニンが分泌されると、腸内の神経系を通じて信号を送り出す神経伝達物質として作用します。また、血流へと分泌されると、ホルモンとして作用します。[※19]

※19 https://atlasbiomed.com/blog/serotonin-and-other-happy-molecules-made-by-gut-bacteria/

物忘れや混乱に影響するホルモンたち

では、こうした神経伝達物質兼ホルモンが、集中力の低下やブレイン・フォグ、思考の混乱にどう作用するかを見ていきましょう。

セロトニン

「幸せホルモン」として知られているセロトニンは、温かくて安心で快適な気分にさせてくれます。脳にある松果体から分泌されますが、セロトニンの大部分は腸内で、まずはアミノ酸であるトリプトファンとしてつくられます。トリプトファンはその後、5－HTPに変換され、それがセロトニンになります。セロトニンの量を維持するために、健康的な腸内マイクロバイオームが非常に重要なのはこのためです。

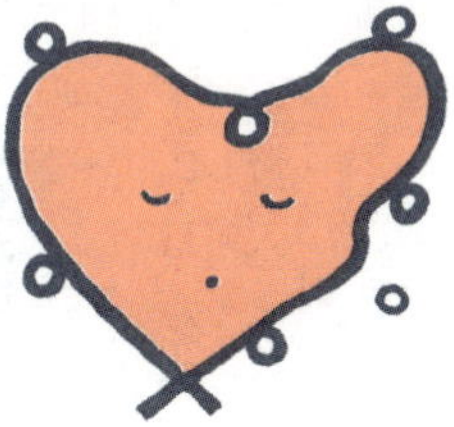

脳がセロトニンの恩恵を感じるには、つまりトリプトファンが最終的に脳内でセロトニンに変換されるのを促すには、ビタミンDと、理想としてはMK－7の形（吸収効率がよく、体内での持続時間も長い）のビタミンK2をじゅうぶん摂る必要があります。

セロトニンは、非常に多くの機能に生理的な影響を及ぼします。本章では、気分、記憶、学習が関係しています。セロトニン値が低いと、気分、記憶、学習や、さらに多くの点に悩みを抱える可能性があります。

ちなみに、とても興味深い話ですが、セロトニンは、腸の動きも管理しています。そのため、ホルモン検査を受けなくても、大便の状態からもセロトニンの量を簡単に判断できます。便秘はセロトニンが少なく、下痢は多すぎる可能性があります。

GABA

睡眠に関する章をすでに読んだ人は、GABAについてよく知っているはずです。GABAは、不安を抑制するすばらしい神経伝達物質で、せわしなく動く脳のスピードを抑え、落ち着いてリラックスした感覚を抱かせてくれます。

脳内でつくられるＧＡＢＡの主な機能は、免疫反応の調節や、ニューロンが興奮しすぎたときに感じる恐怖や不安のコントロールです。そのため、たとえば精神的に参っていたり、罪悪感や強迫性障害で悩んでいたりするなら、ＧＡＢＡが不足しているのかもしれません。サプリメントで摂るか、主に食事や運動によって量を増やしましょう。

アセチルコリン

聞いたことがない名前かもしれませんが、人体における主要な神経伝達物質です。中枢神経系に存在し、筋肉のコントロール、記憶、感覚をつかさどっています。脳のスピードを調節するため、アセチルコリンの値が低いと、記憶や学習、クリエイティブな思考が難しくなるかもしれません。

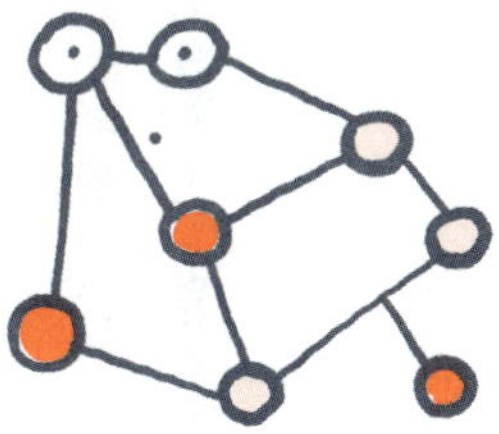

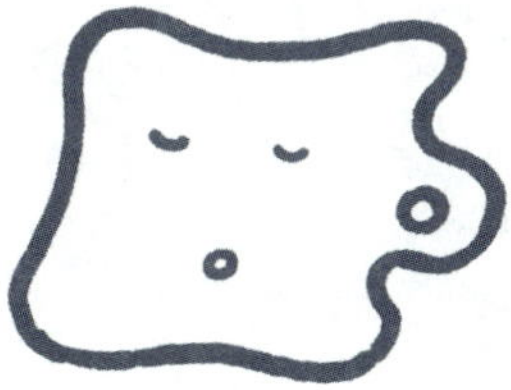

コリン〔アセチルコリンのもと〕**はサプリメントとして購入でき、私は朝に飲んでいます。**または食べ物、とりわけ**卵から摂ることができます。**ブレイン・フォグの改善や、より明晰な思考、記憶力の向上に極めて重要です。

コルチゾール

ストレスホルモンとも呼ばれますが、生命には欠かせません。ただ、適切なタイミングで活用する必要があるのです。24時間に1度、副腎から大量に分泌され、このおかげで私たちはベッドから起き上がり、しゃきっとしてその日の準備に取りかかれます。起きてから約30分後にピークになります。

モチベーションを与え、人を動かすホルモンですが、タイミングや量が適切でない場合は不安になったり、イライラしたり、追いつめられたような感覚を抱いたりします。過剰なまでに意欲的な現代社会では、コル

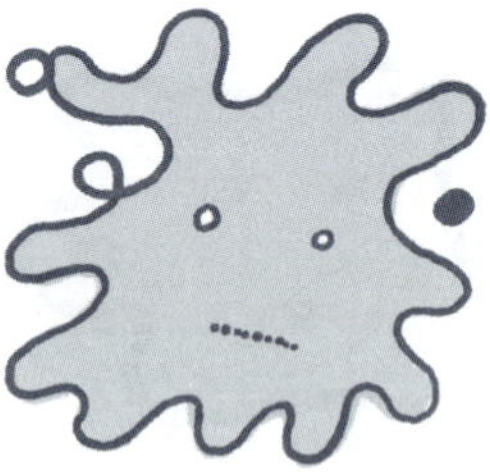

チゾール調節不全はますます一般的になっており、過剰なストレスやスマホの使いすぎ、深夜のスリラー映画鑑賞など、あらゆることが原因になる可能性があります。朝にコルチゾールの恵みを享受しつつ、日中や夜間に急上昇しないようにするためには、コルチゾールをコントロールしなければなりません。**コルチゾール値が高い場合、アシュワガンダとイワベンケイ（ロディオラ）という2つのサプリメントが非常に役立つでしょう。**

ドーパミン

ドーパミンは、もろ刃の剣といえるホルモンです。欲望ホルモンとしても知られていますが、その裏側では、非常に強い欲求である「痛み」を伴うこともあります。というのも、私たちが何かしらをやりたいと思う欲求やモチベーションは、ドーパミンによって突き動かされているためです。ドーパミンの量は、気分、注意力、モチベーション、動き、そして非常に大切な点である報酬系に影響を及ぼします。2章を読んだ人なら、ドーパミンが人を突き動かすのにどれほど重要であるかや、「クロワッサン経路」について覚えていますよね。

ドーパミンは、マラソンを走ったり、試験に合格したり、感動的なスピーチをしたりと、すばらしい行動を起こさせます。しかし依存症にさせるのもまた、ドーパミンなのです。人にはそれぞれ、基準となるドーパミンの値（基準値）がありますが、私のようにそれが低い人は、ドーパミンを一気に出させるようなアクティビティにはまりやすい傾向があります。

そのアクティビティは、スカイダイビングやランニングのような健全なものかもしれないし、ギャンブルやお酒、極端な人間関係、さらには過剰なショッピングなど、もっとずっと有害なものでもありえます。**依存的な習慣や薬物でドーパミンを増加させることの問題点は、効果が非常に短期的であることと、さらに基準値を下げてしまいかねない（より強い刺激でなければドーパミンが分泌されなくなる）という点があります。**だからこそ依存症の人は、食べ物、薬物やお酒など、依存しているものが何であれ、同じドーパミンの刺激を得るために、それをますます

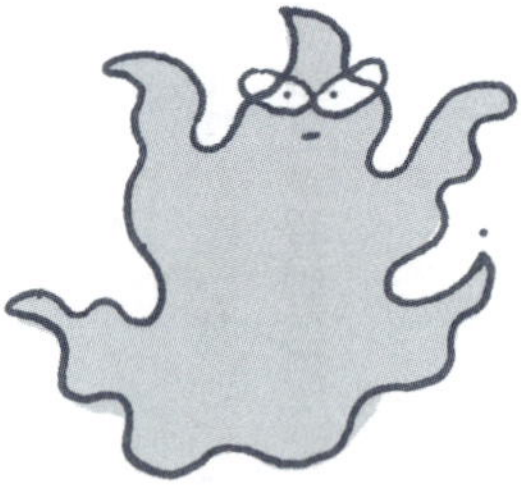

ます求めてしまうのです。

そして、依存症の傾向があるか否かによらず、誰もがドーパミンの基準値に左右されます。神経科学者アンドリュー・ヒューバーマンは、ドーパミンをとてもうまく表現しています。彼はドーパミンを「通貨」にたとえており、ドーパミンは通貨のように、快楽の価値を相対的に記録するものだと説明しています。単に何かからドーパミンの刺激を受けて終わりではありません。ドーパミンの量はその人の基準値によって左右されるうえ、その経験にいたるまでに何をしていたかによっても左右されます。つまり、あらゆるものが相対的な関係にあるのです。

ドーパミンがいかに集中力や意欲に影響するか

残念なのは、ドーパミンが急増するアクティビティを何度も繰り返し行えば、じきに同じ快楽は得られなくなるという点です。この状況をハックする方法については、のちに詳しく取り上げます。ただ解決法は、同じことを繰り返し行うことではありません。

1つ例を挙げます。ドーパミンが基準値のときにクリームが入ったチョコレートのお菓子を食べると、ドーパミン値はピークに達します。ところがチョコレートの最後のひとくちを頬張ると、ドーパミンは基準値よりも下がります。幸福感と満足感に包まれるのではなく、なくなったチョコレートの穴を埋める何かがとても欲しくなるのです。たとえば同じチョコレートをもう1個食べるか、今度はミント味のチョコレートか。この「欲しい」という思いは生まれつき備わった感覚で、その経験がいったん終わってしまったときに痛みのメカニズムの引き金が引かれ、最悪な気分になります。

常にドーパミンが高い状態に自分を追い込んでいると、最終的にはドーパミンが基準値よりも下がった状態になります。そしてその低い状態から這い出るためには、人は何だってやるでしょう。これは脳の働きであり、意志力が弱いわけではありません。基準値に戻すべく、もう一度ドーパミンのハイを手に入れようとカラダが訴えてくるのです。

周期不順　怒り　不安　混乱　過食　不眠

だからこそ、薬物依存症の人は、次の薬物を買うお金を手に入れようと銀行強盗をするのです。だからこそ、病的な肥満の人は、マクドナルドを食べるのをやめられないのです。誰もが、強い欲求という「痛み」から逃れたいのです。一方で、YouTubeの前ＣＥＯであるスーザン・ウォジスキや、補正下着スパンクスの創始者サラ・ブレイクリーなど、非常に野心的な起業家もいます。こうした人たちは、ドーパミンの刺激を得るために、ビジネスでの成功を繰り返し追い求めているのです。かなり成功しているこうした人たちは、間違いなくドーパミン値が低いのだと思います。しかし刺激を求める行動はいとも簡単に、依存症へと傾いてしまう可能性があります。

強い欲求とは、意志力ではなく生体化学の問題であることを覚えておきましょう。なので、もしあなたがモチベーションや注意力の低さ、深刻なほどの無関心に悩んでいるなら、原因はドーパミン値の低さにあります。基本的に基準値が低いのかもしれないし、ドーパミンを急上昇させるアクティビティをあまりにもしすぎて低くなっているのかもしれません。ですが、ドーパミンの基準値を健全なレベルに維持しモチベーションと集中力を高めるべく、ドーパミンを前向きにコントロールすることは可能です。その方法は、本章で後述します。

ＡＤＨＤとドーパミンの関係

息子の１人がＡＤＨＤ（注意欠陥多動性障害）なのですが、数年前にその子のために、あるフォームを記入していたとき、突然こう思いました。「あれ、これって私にも当てはまる」。私はそれまで、単に自分は注意力が散漫なのだとずっと思っていました。子どものころから、そう言われてきたから。いつも「もっとちゃんとしなさい」と言われ、できない自分に罪悪感を抱きました。なぜきちんとできないのだろうか、なぜがんばってもダメなんだろうかと、不思議に思ったものです。

大人になっても、あらゆる依存症や問題を抱えながら、自分がＡＤＨＤだと知らずにずっと過ごしていました。しかしこれがきっかけとなり、私自身も正式に診断を受けました。このときにどれほど安堵したか、言葉では言い尽くせません。

すぐに、ＡＤＨＤについて詳しく調べ始めました。すると、**ドーパミンの基準値の低さとＡＤＨＤは、大きく関係している**ことがわかりました（ほかにも、遺伝などさまざまなことが関係しています）。おかげで、「だからあれだけのお酒を飲んだのかも！」と気づくことができました。たいていの人は、リラックスするためにお酒を飲みますが、私の場合はお酒のおかげで活動的になり、ものごとに取りかかることができました。生活費の支払いをすませる、家を片づける、ものごとを進めるなど、それまで自力ではできなかったあれこれです。私は、ドーパミンの値をお酒で引き上げるという、悪い方向でホルモンをハックしていました。ご想像のとおり、これがあらゆる問題を引き起こしました。

ドーパミンの低さや気力全般についていまだに苦しんではいるものの、現在では、自分のカラダが自然に持つ化学物質を、そこまで破滅的ではない方法でハックできています。たとえばランニング、ハウスミュージック、カフェインなど。サプリメント会社の経営もしている今は、従業員を抱えています。それはつまり、以前の私なら抱えきれずに倒れていた業務の一部を、人に任せられるということです。日々の暮らしにはやることが山ほどあり、それをすべて片づけようという思いは、私のＡＤＨＤ脳にとってはまるで、ホワイトノイズが常に聞こえる悪夢のようでした。今でも完璧とは言い難いですが、自分の脳の背後にあるのが何なのか、なぜ自分の思考は混乱しているのか、そしてなぜいつも次々と新しいプロジェクトに手を出してしまうのか、その原因がわかったのでとても助かっています。

ホルモンはすべて協力し合って作用する

あなた自身はＡＤＨＤではないかもしれません。でも、ホルモンが乱れたときには誰もが、その悪影響を受ける可能性があります。とはいえ、前述のどれかに共感したなら、ＡＤＨＤ診断について医療の専門家に相談することをおすすめします。歴史的に、女性のＡＤＨＤの診断はかなり見落とされてきました。というのも、ＡＤＨＤ（注意欠如多動症）のうち、女性は概して「多動」よりもＡＤＤ（注意欠如）の部分を強く示すからです。でもありがたいことに、注意欠如に関しての状況は変わりつつあります。私はＡＤＨＤでよく処方される治療薬は飲んでいませんが、低用量ナルトレキソン（ＬＤＮ）は飲んでおり、症状を抑える助けになっています。新しい治療薬なので、かかりつけ医に詳しく調べてもらってください。私の場合は今のところ、不安などの副作用はありません。

1章でも触れましたが、こうしたホルモンは、孤立して単独で働くわけではありません。すべてが一緒にダンスを踊っており、そのため1つのホルモンの値が低すぎたり高すぎたりすれば、ほかのホルモンにも影響を及ぼすのです。コルチゾールが調節不全なら、追いつめられているように感じたり、ストレスを感じたりします。そして恐らく、不安と関係のあるGABAの値は低いでしょう。セロトニン値も低いという意味になります。ドーパミン値が低ければ、ノルアドレナリンとアドレナリンの値も低いでしょう。これらをつくるために、カラダがドーパミンを必要とするからです。このように、すべては連鎖しています。

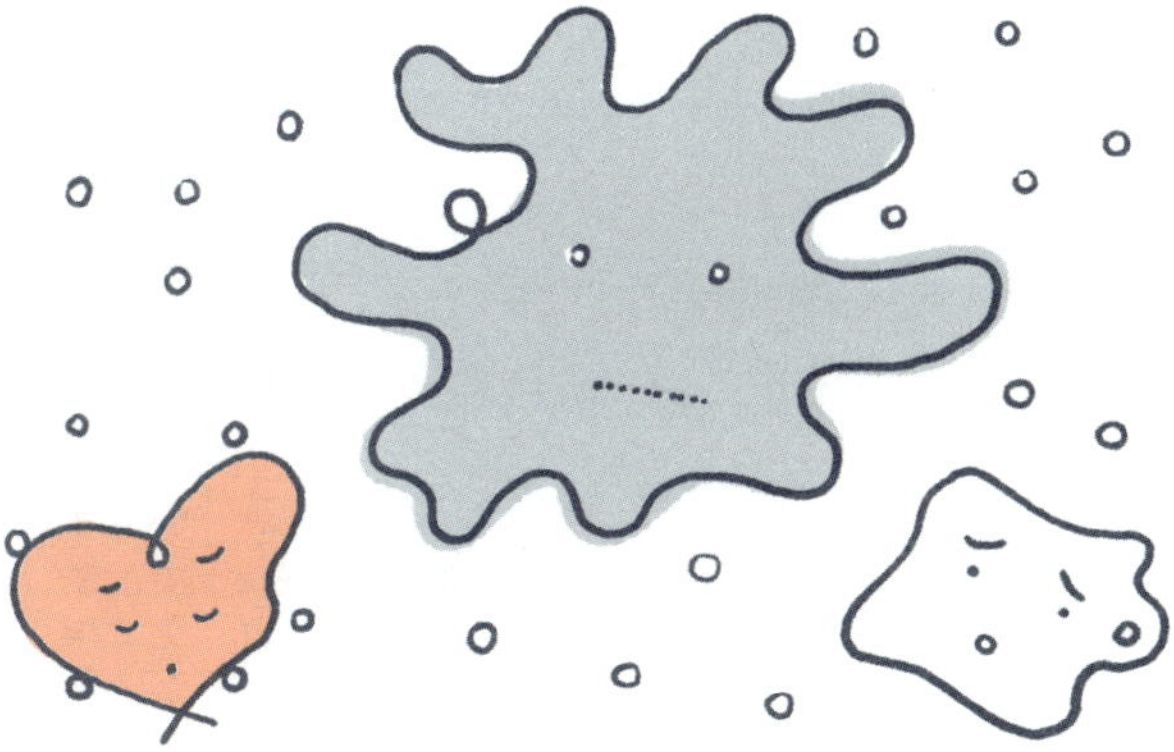

これらのホルモンが最適なレベルで働いていないと、記憶機能、モチベーション、ブレイン・フォグに影響を及ぼしかねません。でも、こうした複雑で難しいホルモンも、食べ物、サプリメント、運動、そしてお金のかからないちょっとしたコツを使えば、ハックできるのです。

頭をすっきりさせる6つの簡単な方法

1. 思考の混乱は塩で乗り切る

まずコルチゾール値をコントロールすることについてお伝えしていきます。とにかく大切なのは、コルチゾールが適切なタイミング、つまり朝に分泌されるようにしたいのだということ。コルチゾール値が終日高いと、パニックめいたストレスになりかねません。

午前中にコルチゾール値を上げる最適な方法は、**塩で副腎反応を促す**ことです。海塩には、体内のどの細胞機能にとってもカギとなる、ミネラルが豊富に含まれています。塩が医者から悪者扱いされていることは私も知っていますが、マルドンの塩〔マルドンクリスタルソルトカンパニー。イングランドで200年以上塩の生産を行う伝統的なメーカー〕のように未加工の天然塩は、カラダにとてもいいのです。コルチゾールは体内のナトリウム（塩）の量を調節するため、副腎が適切なタイミングで作用するよう促すには、朝の時間帯に摂るのがおすすめです。

バイオハッカーのなかには、**小さじ半分の塩を入れた水を飲んでから仰向けになり、足を壁に立てかけるといい**という人もいます。理論としてはいいのですが、私の場合、朝はやんちゃ盛りの3人が叫びまくっているので、副腎が目覚めるのを横になって待つ時間などありません。

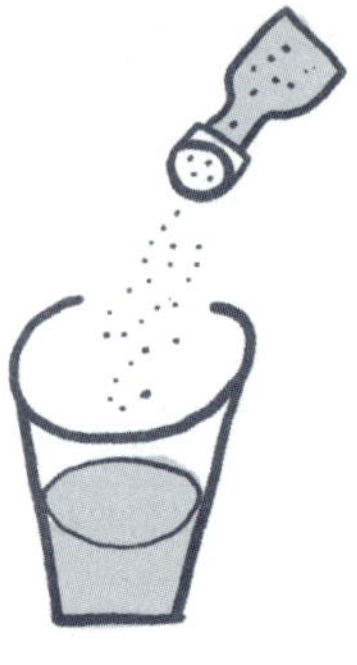

代わりに私がやっているのは、週のはじめ、**大きめのピッチャーに水を入れ、質がそこそこよい電解質パウダーを入れて混ぜておく**こと。冷蔵庫に入れておいて、コップ1杯を朝一番に飲んでいます。あとはこの電解質パウダー水が働いてくれるので、私は何もする必要はありません。

2. ホワイトノイズで落ち着きを取り戻す

もう1つ、とても興味深い事実としては、ホワイトノイズが集中力を高める助けになることです。ホワイトノイズとは、人間の耳が聞くことができる音の全周波数を含むノイズを、すべて同じような強度で再生したもの。つまり、扇風機のウィーンという音や、エアコンのブーンという音、さらには交通系の音（そこまで大きな音でなければ）といった類の騒音です。気になってイライラしてしまうような音ではなく、小さな音量で鳴っているブーンという音のようなイメージです。

赤ちゃんがいる人は、赤ちゃんを落ち着かせるためにホワイトノイズを出すテディベアのぬいぐるみのスイッチを入れたり、赤ちゃんを後部座席に乗せてドライブに行くなど、ホワイトノイズを活用したことがあるのではないでしょうか。ホワイトノイズが赤ちゃんを落ち着かせる効果は驚くほどですが、私たち大人にも効果があります。私はテレビがついているところで寝落ちすることがよくあります。一緒に住んでいる私のパートナーは、コンゴでの金の採掘みたいな、つまらないドキュメンタリーが好きなのです。私はまったくテレビを見ずに、リラックスしてウトウトしてしまいます。

大切なのは、テレビから流れてくる音を私は聞いておらず、単なるバックグラウンドノイズになっているという点です。

研究によると、ホワイトノイズは集中力や記憶力を向上するのみならず、ドーパミン経路も活性化する可能性があります[※20]。洗濯機や扇風機、庭先から聞こえる自然の音など、自分の環境にあるホワイトノイズを取り入れてもいいですし、たとえばスマホでホワイトノイズの動画をループ再生したり、アプリを活用したりするのでもいいでしょう。

ちょっとしたホワイトノイズを日常生活（朝ベッドから出る前や仕事中など）に意図的に取り入れることで、思考の混乱や何ひとつ片づけられないという感覚を中和できるかもしれません。潜在意識に働きかけるこうしたサブリミナル・サウンドを活用してみましょう。

※20 https://whisbear.com/en/blog/how-to-use-white-noise-safely/

周期不順　怒り　不安　混乱　過食　不眠

3. 善玉脂肪でブレイン・フォグを退治

私が何度も繰り返しお伝えしたいのは、「脂質は燃料である」ということ。ＭＣＴオイルやオリーブオイルのように良質なオイルを食生活にたっぷり取り入れることは、むしろカラダにいいのです。人間の食生活には、これまで常に脂質がありました。低脂肪が熱狂的に支持されるようになったのは、わずかここ50年ほど前からです。

脂質が必要な理由は、人間のカラダをつくっている基本的な要素だからです。人間に不可欠なホルモンや神経伝達物質をつくるために、栄養を全身に運ぶのを手伝っています。そのホルモンや神経伝達物質のおかげで、私たちは幸せを感じたり、充足感を抱いたり、集中したりできます。食習慣に適度な脂質がないと、腺は適切な量のホルモンや神経伝達物質をきちんと生成できないのです。

ココナツオイルに含まれるＭＣＴ（中鎖脂肪酸）がいかに有益かは長きにわたって知られてきました。というのも、ＭＣＴは通常の消化器系を迂回して直接、肝臓へ行き、そこでケトン体になるからです。ちょっと科学的な話になってしまいますが、基本的にこのケトン体はその後、細胞の「ガソリン」であるＡＴＰの生成に関わります。

ＡＴＰとは、アデノシン5'－3リン酸の略ですが、本当に知るべきことは、これが頭の明晰さ、記憶力、気分などを高めてくれるということ。ブレイン・フォグで悩んでいるときに必要です。また研究では、ココナツオイルのＭＣＴは、脳内の抗酸化物質と、抗ストレス作用のあるセロトニンの量を引き上げることが示されています。

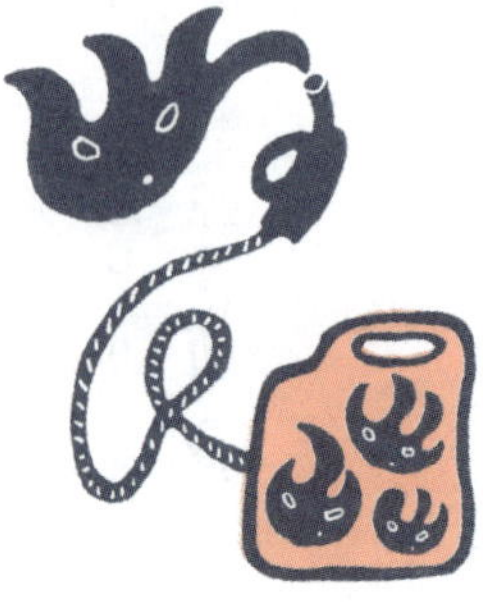

私は**毎朝、コーヒーにＭＣＴケトパウダーを入れて飲んでおり**、おかげで気分や集中力が高まります。血液脳関門を通過して脳に到達するため、ノルアドレナリンを増やしてくれるのです。脳の機能がシフトするのを、実感できる日もあります。ほんの少しだけお酒に酔ったような感覚で、私としてはむしろその状態の方が好きです。

それから、人によって感じ方が異なるのも興味深いものです。友達は小さじ1杯ですぐに違いを感じるといいます。彼女の場合、グラス1杯のシャンパンを飲んだみたいに、ほんの少しだけ陽気で楽観的な気持ちになるそうです。

4. セロトニンとGABAをサポート

セロトニンの95％は腸内でつくられています。これをサポートするために、健康的な腸内マイクロバイオームを構築することが重要です。加工食品がなぜマイクロバイオームに大惨事をもたらすのかは、2章を読んだ人なら、もうおわかりでしょう。加工食品は、体重過多やジャンクフード依存にさせるのみならず、冷静で快適、そして安心した気分にさせてくれるホルモンの生成も抑制してしまうのです。

ジャンクな食べ物を口にすることが「ご褒美」だとする、広告のウソから目を覚まして現実を直視しなければいけません。代わりに、**食習慣に発酵食品をたくさん取り入れて、セロトニンとGABAの生成に最適な環境を腸のために整えましょう。**

発酵食品は科学的な研究によって、腸内マイクロバイオームの多様性を高めることが証明されています。そのおかげで、気分や行動に影響を与えるたくさんの神経化学物質を生成できるようになります。

乳製品が好きな人はケフィア・ヨーグルトや生チーズ、刺激がある食べ物が好きな人はザワークラウトやキムチ、炭酸アルコール飲料を健康的な何かに変えたいならコンブチャなどの発酵食品を試してみてください。

アルコールは、ちょうど手指消毒用アルコールのように、善玉菌も悪玉菌も殺してしまいます。ですから、アルコール飲料を飲むなら、その前と後に、プレバイオティクス〔大腸の微生物の餌になる難消化性食品成分〕やプロバイオティクス〔カラダに有益な生きた微生物。善玉菌〕をたくさん取り入れましょう。不安にかられがちな気分をサポートしてくれます。

5．集中力と明晰さのサポートにおすすめの食べ物

集中力、やる気、モチベーションを高めるために必要なホルモンや神経伝達物質をつくるための手助けをしてくれる食べ物や飲み物はたくさんあります。それらの組み合わせのアイデアをいくつか挙げます。※G＝GABAを強化、S＝セロトニンを強化、A＝アセチルコリンを強化

飲み物

・お茶（G）
・コンブチャ（G、S）
・ホットチョコレート（カカオパウダー、ナツメヤシの実、MCTケトパウダーをブレンダーに入れ、さらに牛由来のコラーゲンペプチドか全脂肪牛乳のどちらか、または両方を加えて混ぜます）（S）

●食事

・サワードウ・ブレッド（G、S）のポーチドエッグ（A、S）乗せ

・マッシュルーム（G、S）とチーズ（S）（どちらかだけでも可）入りオムレツ（A、S）

・オヒョウ（G）または鮭（A）とご飯（G）。付け合わせにはほうれん草（G）かブロッコリー（G、S、A）

・サバ缶のグリル（G）のトマト（G）ソース（ひまわり油を使っていないこと！）がけとサワードウ・ブレッド（G、S）のとろけるチーズ乗せ（S）

・鶏肉（S）に、付け合わせとしてブロッコリー（G、S、A）と芽キャ

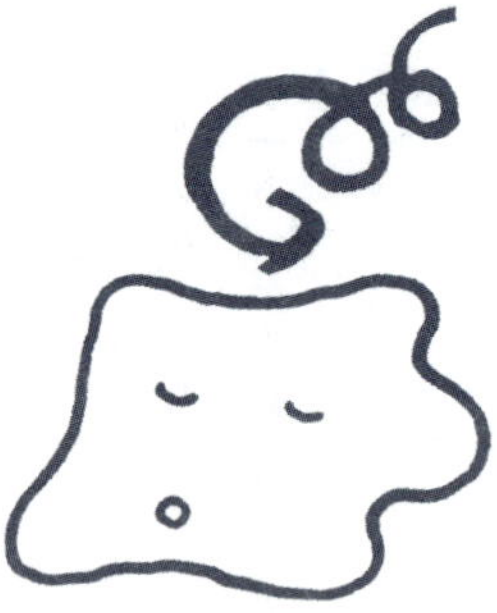

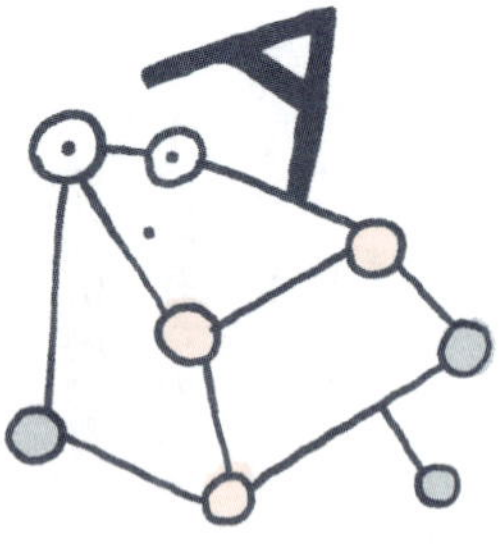

ベツ（A）。私の場合、お肉はたいていバター、にんにく、ハーブで調理します。

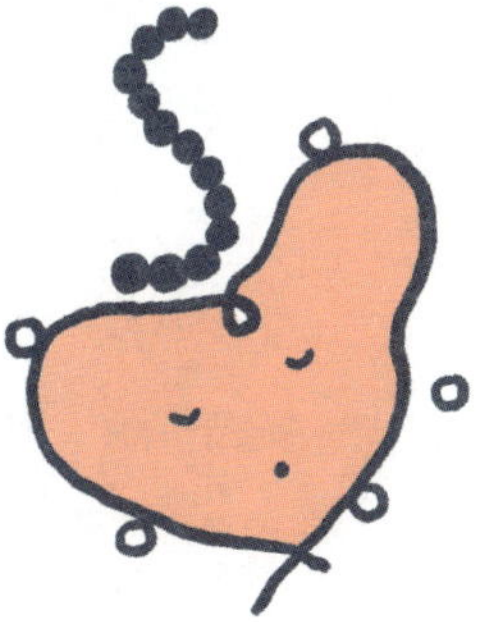

軽食

- 種実類（G、S）
- ボーンブロス・プロテインのシェイク（G、S、A）
- 固ゆで卵とほうれん草（G、S）
- 全脂肪ヨーグルトと発酵食品（G、S、A）
- グラスフェッド・ビーフのサワードウ・ブレッド・サンドイッチ（G、S、A）
- チーズ・サンドイッチ（S）
- 牛由来のコラーゲンペプチド入りのボーンブロスをベースにしたスープ（G、S、A）

6. 人とのつながりで落ち着きと充足感をつくる

このハックはシンプルです。自分が属するコミュニティ内で人とのつながりを見つけることで、セロトニンの量を高めることができます。愛と平和を訴えるヒッピーのような生き方というわけではありません。AA※21のような回復プログラムが効果を発揮するのは、これが理由です。つまり、共通の関心や考えを持ったグループに属することで、セロトニンの生成が増えるのです。そのため、安心できる心地よい雰囲気を感じ、それが支えになります。

他者とのより深いつながりによってセロトニンが増えることで、追い込まれたような感覚やパニックの中和、気分転換や記憶機能の向上に役立ちます。読書会に参加しましょう、なんてことは言い出さないので安心してください。予定を詰め込めと指示されることほど最悪なことはありませんから。

人とのつながりはどこででも、地元のスーパーマーケットでさえも見つかります。私は、つながりから切り離されていると感じるとき、ほかの女性とつながる瞬間をと

※21 欧米圏では一般的な、アルコール依存症を克服するための自助グループ。

にかく見つけなければ、という気になります。自宅で仕事をしているため家にいることが多く、日中は子どもたちと複数の飼い犬、それにパートナーと一緒です。彼のことは愛しているけど、彼はつながりの重要性をわかってくれません。そのため、友達や同僚と会えないときは、地元のスーパーへ行って、そこにいる女性一人ひとりを見て、私たちは誰もが、その人なりに大変な思いをしているのだ、と理解すると気が楽になります。心の底からホッとできるのです。

子どもがいる人なら、スーパーマーケットで騒いでいる小さな子を見るだけでも、つながりの瞬間になりえます。その子のママと笑顔を交わすのです。でもそれは、「おたくの子、相当な暴れん坊ですね」という意味の笑顔ではありません。いわば、「わかるよ」と伝える感覚。親しみを込めた笑顔をママに投げかけ、「困ったね」と目くばせを交わしあい、「みんな大変なんだな」と考えるのです。実際に言葉は交わしませんが、自分以外の人間とつながりを持てます。これが、気分を上げてくれるのです。ということで、どこでもいいので、外へ出かけてつながりを見つけましょう。

集中力を高めるドーパミン・ハック

カフェインでやる気をアップ

さて、ほとんどの人が気に入るバイオハックがあるとしたら、間違いなくカフェインでしょう。ドーパミン値を引き上げるのに役立ちます。カフェインは、ドーパミンそのものを増やすわけではありませんが、ドーパミン受容体のＤ２とＤ３を活性化させます。つまり、ドーパミンの効果をより感じられるということです。

スターバックスを日がな一日、注入するようアドバイスしているわけではありません。でも、朝にコーヒーや紅茶を（ＭＣＴのオイルかパウダーを入れて）飲むのは効果的です。刺激を和らげるためにＬ－テアニンを混ぜるとさらによいでしょう。カフェインは、本当に気分と集中力を引き上げてくれるように感じます。

理想的な世界なら、カフェインを飲まなくてもバランスが取れていて、しっかり集中して物事も進められるでしょう。でも今の私にはカフェインの助けが不可欠です。子どもと仕事を抱え、毎朝6時に起きなければいけません。将来的には、イランイランのお茶でも飲めばなんとかなるかもしれませんが、今は、背に腹は代えられません。完璧を目指すよりも、今できることをやる。そしてバイオハックとは、そういうものなのです。

気分を上げるための運動

運動には、ドーパミンとセロトニンを引き上げるすばらしい効果があります。自然のままでは低い状態の私のドーパミンを調整する主な手段の1つが運動です。なぜかはきちんと解明されていませんが、定期的な運動は、血中ドーパミン値を上げることがわかっています[※22]。また、継続するうちに報酬系が書き換えられ、ドーパミン受容体がさらに作用するようにもなります[※23]。私は、ランニングが大好きです。目標に向かってひたむきに進む私の性分に合っていると思います。でもあなたにはしっくりこないかもしれません。水泳、サイクリング、ヨガ、テニス、あるいはサウナなど、運動

※22 https://www.livestrong.com/article/251785-exercise-and-its-effects-on-serotonin-dopamine-levels/

※23 https://greatergood.berkeley.edu/article/item/five_surprising_ways_Exercise_changes_your_brain

の種類は関係ありません。心臓がドキドキするくらいカラダを動かすものであれば何であれ、ドーパミンとエンドルフィン（これも快楽ホルモン）の分泌が促され、不安を抑えるＧＡＢＡをサポートします。

そもそも運動するモチベーションを上げることがどれほど難しいかは、よくわかります。まだ運動をする習慣ができていないなら、なおさらです。少しずつ始めて、徐々に運動量を増やしていきましょう。もしウォーキングやランニングに取り組むなら、途中で止まってしまっても大丈夫。あまりムリしないでください。**副腎に過度なプレッシャーがかかるほど強度の高い運動をやりすぎると、コルチゾールを過剰分泌させてしまう可能性があります。**それは絶対に避けたいところです。運動のあとは、悲惨な気分やヘトヘトになるのではなく気分爽快になるべきなので、過度なトレーニングは避けましょう。また、運動日の間に休息日もきちんと設けてください。それでもどうしてもカラダを動かす気になれないなら、ヴィム・ホフ呼吸法（Ｐ81参照）を1週間続けてみてください。横になった状態で、心臓血管の健康度をアップできます。

冷水ですっきり

ホルモンをポジティブな形でさまざまにハックするのに、冷水は本当に有益なツールです。1章を読んだ人なら、冷水がいかに睡眠をサポートするホルモンを刺激してくれるかご存知でしょう。

冷水はそれだけでなく、頭をすっきりさせることや集中力にもすばらしい効果を発揮します。複数の研究によると、冷水を浴びることで血流のノルアドレナリンの量は最大で530％、ドーパミンは同じく250％もアップします[※24]。とんでもない増加率ではないですか？　さらにいいのは、冷水を浴びたことによって起こるドーパミンの分泌は持続的であること。そして、ほかの活動でドーパミンが分泌された場合に起こる、基準値を下回るほどの急激な低下がなかった点です。

冷水に抵抗があるようなら、少しずつ慣らしていきましょう。温水からスタートして徐々にレバーを冷水へ傾けていくか、冷水を浴びたくなるまでお風呂で思い切りカラダを温めましょう。私の場合、猛烈に暑くなるまで家庭用サウナに入ってから冷水

※24　https://link.springer.com/article/10.1007/s004210050065

シャワーを浴びるのが最高に気に入っています。

熱がデトックスに役立つ

肝機能が不調だと、ドーパミン合成量が低下します。そのため、飲みに出かけたあとは解毒経路《デトックス》をサポートしてあげるようにしましょう。私は赤外線サウナを利用しています。肝臓のデトックス作用を助けるうえ、脳内にある天然の抗うつ薬であるドーパミン、ノルアドレナリン、セロトニンとの関連性も示されています。赤外線サウナは、ストレスや緊張と関係があるコルチゾールの量を下げるのにも役立つのです。

「いつものパターン」におちいらないこと

ここまでドーパミン・ハックについてお話ししてきましたが、これらのアドバイスは毎日ただ実行するだけではダメで、タイミングが大事です。ドーパミンを増加させる方法としてどれを選んだにせよ、「いつも」同じことをやってはいけません。それが何であれ、複数を取り交ぜてランダムに行ってください。

その理由は、同じことを習慣的に何度も繰り返しているとドーパミン反応がだんだん弱まり、やがてパワーを失うからです。前に、依存症の人はドーパミンの基準値が下がるという話をしました（P186参照）。薬物依存症の人がいつもと同じ程度のドーパミンの「報酬」を得るために必要とする薬物の量がどんどん増える理由は、常にドーパミン値が急上昇しているためにカラダが受容体を減らし、結果として基準値が激しく下がるからです。ドーパミンは耐性ができてしまうため、作用する量の上限があることを忘れないでください。永遠に繰り返しドバドバ出せるものではないのです。

カラダはすぐにパターンに慣れ、どう反応するかを学びます。そのため、ドーパミンの分泌を促す活動は断続的で、ランダムで、驚きがなくてはいけません。考えてみてください。ドーパミンを作用させるＳＮＳの閲覧があれほどまでにやめられないのは、画面を延々とスクロールしているとき、次にいったい何が飛び出すかわからないからです。

また、ギャンブルへの依存性があれほどまでに高いのもそのためです。次の瞬間には何が起こるかわからないために、ドーパミンは急上昇します。ギャンブルが際立って儲かるビジネスである主な理由の1つでもあります。

コイントスでランダムに

では、どうすればパターン化を回避できるでしょうか？　実はとてもシンプルです。コイントスをするだけ。ドーパミン分泌を促す健全な活動を、とにかくたくさん取り入れます。ただし、それぞれの予定をきっちり組むのではなく、それを行うか否かは、毎日コイントスで決めましょう。イエス／ノーで簡単に決められるようにします。「今日は冷水を浴びる？」「音楽を聞きながらランニングする？」「今日は集中力を高めるためにホワイトノイズを使う？」など、コイントスをして出た結果が答えです。

人間は習慣の生き物なので、ルーティンにはまるようプログラムされており、私も例外ではありません。私は朝、ランニングに出るモチベーションを上げるために、90年代ハウスミュージックのお気に入りプレイリストをヘッドホンで聞きながらコーヒーを飲み、ドーパミンをアップさせることをよくしています。テンションがかなり上がるので毎日したくなってしまいますが、来る日も来る日もこれをやっていると、パワーを失い、刺激がなくなってしまいます。しばらくやめ、自然の音をサウンドトラック代わりに走っていると、いざプレイリストに戻ったときに、再び鳥肌が立つようになります。すばらしい感覚だし、カラダにとって意外性を保つことの大切さを教えてくれます。

ということで、どんな方法でもいいので、複数のハックを取り混ぜましょう。そしてコイントスをしましょう。予測不可能でワクワクする状態をキープするのです。ドーパミン反応は、モチベーションややる気を高めるために非常に重要です。そのため、ドーパミンを急上昇させる活動をやりすぎて枯渇させないよう、ドーパミン反応は慎重に扱う必要があります。

頭の回転と集中力に役立つサプリメント

すでにお伝えしたとおり、ホルモンのバランスを取る方法は、万人が同じわけではありません。**誰にとっても効果があるサプリメントの標準的な量があるわけではないため、賢明にバイオハックをして、試行錯誤をしながらあなたにとってベストなものを見つける必要があります。**あなたに役立つかもしれないサプリメントのアイデアを、次のとおりいくつか挙げてみます。1つずつ試して、自分に合うか確認してください。

●アセチルコリン

これまで見てきたとおり、カラダの主な神経伝達物質で、学びの手助けをしてくれます。コリンは特定の食べ物（レバー、卵、ブロッコリー、魚など）から摂れますが、サプリメントで強化することも可能です。1日の摂取量の目安は100～500㎎で、私は朝に1錠飲んでいます。卵1個には147㎎が含まれており、子どもの朝食にぴったりです。

●ムクナプルリエンス（ハッショウマメ）

自然由来のアダプトゲンで、その起源はアーユルヴェーダ医療にあります。Ｌ－ドーパと呼ばれるドーパミン前駆体が多量に含まれているため、カラダのドーパミン生成をサポートします。１日の摂取量の目安は15～30mgです。

●ニコチン

誰もがニコチンを完全な悪だと思っているでしょう。でも実は、マイクロドーズ（微量摂取）ならヌートロピック〔スマートドラッグとも呼ばれる。シリコンバレーのプログラマーが作った言葉で、認知面のパフォーマンスを強化または改善する化合物またはサプリメント〕になります。たばこを吸わなくてもニコチンパッチを貼って気分や集中力を高めることはできます（必ず約2mg程度の少量にします）。しかし当然ながら、ニコチンには依存性がありますので気をつけてください。

●ＥＰＡ（エイコサペンタエン酸）

ＥＰＡは、フィッシュオイルに含まれるオメガ3脂肪酸の一種です。脳がきちんと機能するように助けてくれるため、ブレイン・フォグで悩んでいる人におすすめです。まずは１日１０００～２０００mgから始めるといいでしょう。ＡＤＨＤにぴったりだし、子どもにもいいと思います。

バレリアン（セイヨウカノコソウ）の根

天然エキスであるバレリアンの根はＧＡＢＡの強化ができます。脳内のＧＡＢＡ値を増やし、不安を緩和させることが明らかになっています。ハーブの睡眠薬としても使われているため、集中力を高めるために使うなら、眠くならないように摂取は少量（約１２０～２００㎎を１日３回まで）にしておきましょう※25。

Ｌ－テアニン

血液脳関門を通過して、リラックスの促進とＧＡＢＡ値の改善を促せます。

ＧＰＣ

ＧＰＣ（グリセロホスホコリン）は、神経伝達物質アセチルコリンの前駆体です。短期的な集中力のサポートに使える、即効性のあるサプリメントです。

※25 https://www.healthline.com/health/food-nutrition/valerian-root#dosagefor-anxiety

集中力を高めるためのウィークリープラン

ブレイン・フォグや先延ばし癖、そして追いつめられているようなイヤな感覚を抑えたいなら、本章で紹介したいくつかを試してみることです。対象となるホルモンがいくつかあるため、**まずは1つのホルモンにつき1つのハックを選び、1週間試して効果があったか否かを記録します。**繰り返しますが、生まれつきの体質は人それぞれ異なるため、ある人に効果があるからといって、ほかの人にもあるとは限りません。左記でご紹介するハックを自分に最適化して組み合わせれば、気分はもっとよくなるはずです。

【セロトニンをサポートするもの】

・人とのつながりやコミュニティ

・発酵食品

・MCTオイル

・善玉脂肪（詳細は2章を参照）

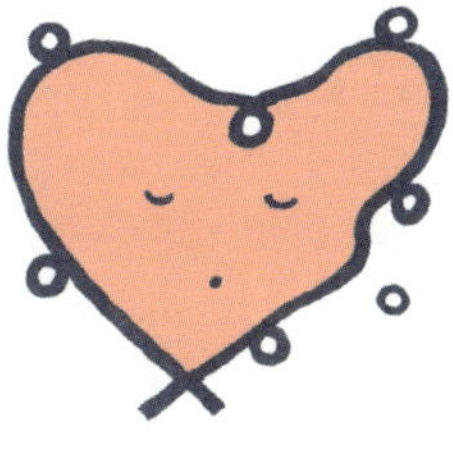

・ＥＰＡサプリメント

今週試すもの

試す方法

結果

【ＧＡＢＡを増強するもの】

・お茶

・発酵食品

・運動

・グルタミン酸が豊富な食べ物（バナナ、玄米、魚など）

・バレリアン（セイヨウカノコソウ）の根のサプリメント

今週試すもの

試す方法

結果

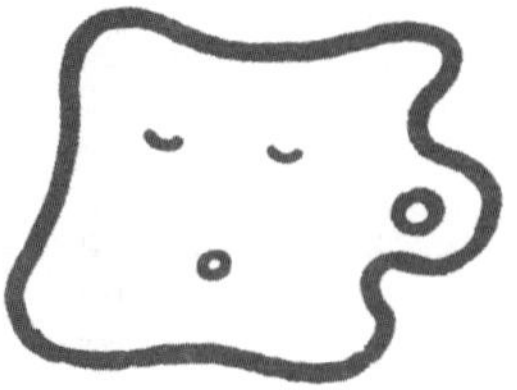

周期不順　怒り　不安　混乱　過食　不眠

【アセチルコリンを増加するもの】

・卵
・脂身の多い肉とモツ
・アブラナ科の野菜（ブロッコリー、カリフラワーなど）
・乳製品
・コリンのサプリメント

今週試すもの ＿＿＿＿

試す方法 ＿＿＿＿

結果 ＿＿＿＿

【コルチゾールを抑制するもの】

・ホワイトノイズ
・朝、光を浴びる（詳細は1章を参照）
・海塩

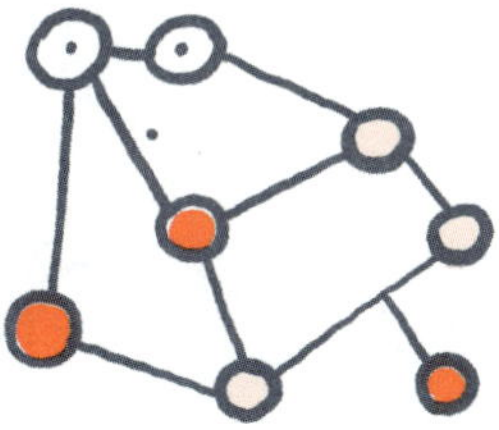

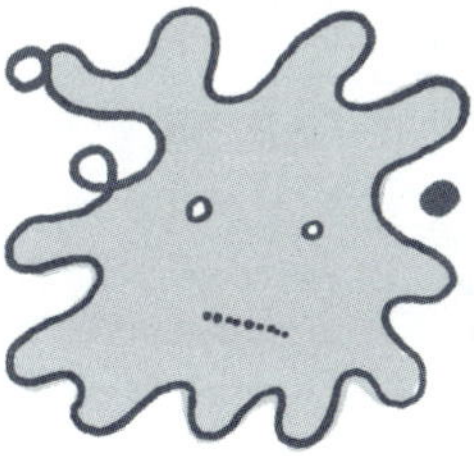

今週試すもの

試す方法

結果

【ドーパミンの分泌を促進するもの】（コイントスを忘れずに！）

・カフェイン

・ホワイトノイズ

・運動

・冷水

今週試すもの

試す方法

結果

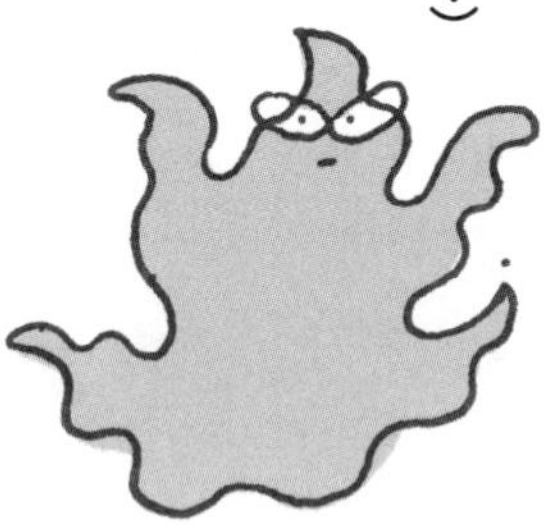

Column 3

思考の混乱についてかかりつけ医に相談するには

HOW TO TALK TO YOUR DOCTOR ABOUT BRAIN FOG AND OVERWELM

ブレイン・フォグとは、軽度の健忘症、集中力や明晰な思考の欠如を表現する言葉として、一般的に使われています。女性が「ブレイン・フォグ」を訴えるとき、以下の4つの原因のうちのいずれかに当てはまることが多いようです。

- 妊娠または出産に伴うホルモンの変化
- 更年期
- ストレスによる副腎と甲状腺のホルモンバランスの乱れ
- 新型コロナウイルス感染症の後遺症

私のクリニックでは、認知力に影響を及ぼすホルモンバランスの乱れには、相互に関係する4つの要素を調整する必要があると考えています。

①腸：消化と吸収。たとえ適切な食生活をしていても、食べ物を正常に消化していないと、栄養がじゅうぶんに吸収できていない可能性があります。
②炎症：免疫システムが過活動になり、発疹、じんましん、関節痛にいたる、さまざまな反応を促すというプロセス。
③微量栄養素：カラダが最適に働くために重要な栄養素で、ビタミンB、C、Dや、銅、亜鉛、マグネシウムなどのミネラル。
④ホルモン：視床下部（Hypothala-mus）・下垂体（Pituitary）・副腎（Adrenal）・甲状腺（Thyroid）・性（Sex）の各ホルモン（頭文字を取ってHPATS）の軸とバランス。ホルモンとは、脳内の下垂体が指揮を取る美しいシンフォニーです。ホルモンを生成する腺は調節装置の役割を果たし、気分、リビドー、睡眠、回復力など、さまざまなものに影響します。

ホルモンバランスの乱れに関して理解すべき重要ポイントとしては、1つの内分泌腺が働きすぎているとき、またはサポートがじゅうぶんに得られていないとき（たとえば栄養不足など）、あなたが最高の気分でいるために必要なホルモンのシンフォニーに直接的な悪影響を及ぼしているということです。そのため、ホルモンは医師とともに、個別にではなく総体的に見ることが大切です。

記憶力、処理スピード、注意力、集中力など、認知面の問題がいつまでも続いているという懸念があるなら、かかりつけ医に相談してください。簡単なスクリーニングツールや検査で、ホルモン機能をチェックできます。

これをさらに機能性医学〔病気の症状に対処するのではなく原因に取り組み、本来の機能を取り戻す医療〕へと進めるには、前章の最後におすすめした基準検査を参照してください。

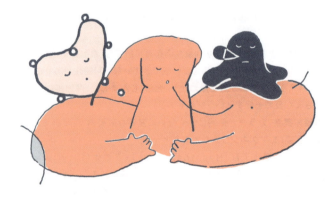

4章

なぜ こんなに落ち込むの?

Why Do I Feel So Low?

本章で登場する主なホルモン

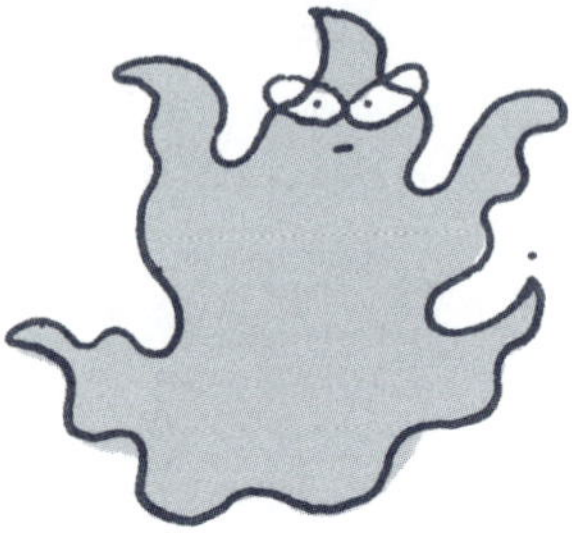

ドーパミン

Dopamine

2・3章にも登場した
「報酬ホルモン」。少ないと、うつや
無気力、無力感につながる可能性も。

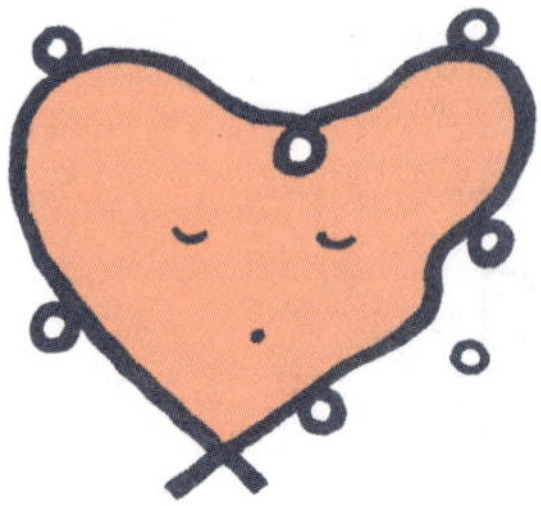

セロトニン

Serotonin

1・3章にも登場した「幸せホルモン」。
幸せと安心感を抱かせ、
気分を調節する。

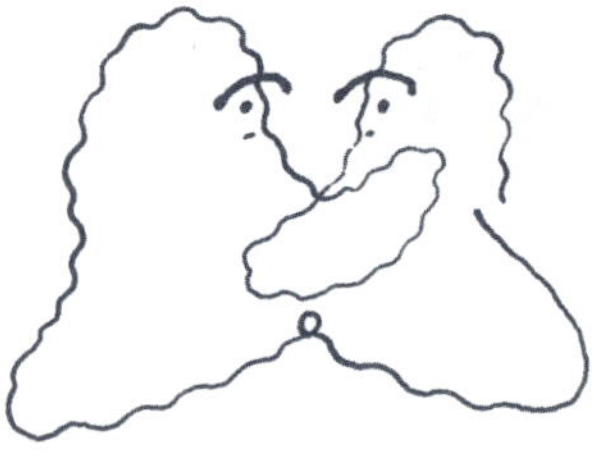

オキシトシン

Oxytocin

ハグをしたくなるような
温かい気持ちにさせる「愛のホルモン」。

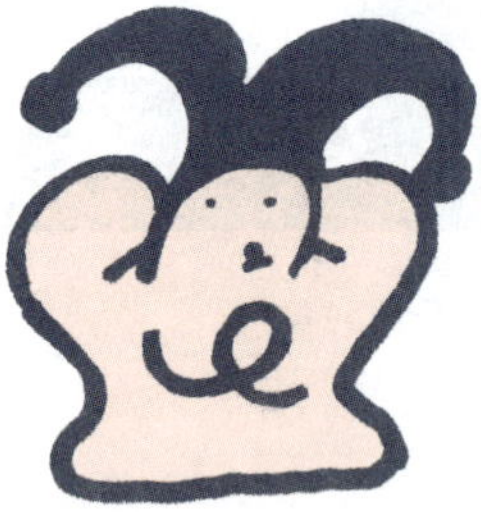

ノルアドレナリン（ノルエピネフリン）

Noradrenaline/Norepinephrine

1章にも登場した「脳内のアドレナリン」。
足りないと、エネルギーの低下や
疲労につながりかねない。

ホルモンの乱れが引き起こすうつ状態

近年はメンタルヘルスについて話しやすくなってきて、うつや不安症に対する偏見も少しずつなくなってきました。自分の気分との闘いは、恥じるものではないと誰もが理解し始めたのです。ホルモンが引き起こすバランスの乱れと闘っている人は、たくさんいます。そしてこのバランスの乱れのせいで、うつ状態におちいる可能性もあります。そうなると、とにかく恐ろしいほどの生きづらさを感じます。

本章では、こうした事態がなぜ起こるのかを詳しく見ていきます。ただ、この章は、正式にうつ病と診断された人のためだけのものではありません。気分の落ち込みは、誰にだってあるものです。まったくやる気が出ずに感情の起伏がない状態や、元気が出ず何に対してもどうしても関心が持てない、などなど。こうした気分のとき、人生は重労働のように感じるものです。

落胆とうつの違い

うつ病と気分の落ち込みとを区別しておくのは非常に重要です。基本的に深刻なうつ病も気分の落ち込みも、同じ症状の延長線上にあるため、両者の境界線はかなり曖昧になることもあります。でも、「うつ」という言葉はぞんざいに扱われすぎていると私は感じます。たとえば誰かが「今うつ気味で」と言うとき、実際は単に気分が落ち込んでいるだけである可能性もあります。たとえば入社試験に落ちたら、とことん落ち込んだっていいし、クサクサした気分で2〜3日過ごしたっていいでしょう。でも、「うつだ」なんて言わないでください。それはうつではありません。

うつ病には、深い嘆きから悲しみ、涙もろさ、生きることへの無関心に始まり、過去や自分自身についての罪悪感で押しつぶされそうになる、自分は心底悪い人間だという妄想的なネガティブ思考にいたるまで、さまざまな症状があります。不安を高めるコルチゾールがたくさん出ているため、疲労困憊しているのに眠れないこともあるかもしれません。リビドーが低く、食欲が劇的に高まったり失われたりする可能性もあります。

私のお気に入りのポッドキャスト「ザ・ヒューバーマン・ラボ」では、うつの心の状態として、こんなふうにぴったりなたとえをしていました。うつのアスリートはケガをしたあと、理学療法士からもう完全に回復したから大丈夫だと言われても、まったくよくなっていないと思い込み、そう発言するでしょう。うつのせいで、自律神経系（心拍、呼吸、消化、睡眠など不随意機能を調整）のスイッチがオフになっているため、現実から切り離されています。そしてこの現実との乖離は、うつ病の印《しるし》なのです。

抗うつ薬の服用は慎重に

私は医者ではないし、抗うつ薬に関する経験について人の代弁はできません。抗うつ薬のおかげで命拾いした人もたくさんいます。ただ、私が強く思うのは、最近はあまりにも性急に処方されてしまうということです。私自身のときもそうでした。

友達のベッキーは、明らかに更年期の症状を抱えて、医者に診てもらいに行きました。気分の落ち込みや睡眠障害などです。ベッキーは、自分がうつでないことをわかっていました。月経周期に合わせて、症状が1カ月のうちに変化したからです。しかし、かかりつけ医はそれでも、抗うつ薬の処方箋をベッキーに押しつけようとしました。こうした話は、いくつも耳にします。つまり、この社会には薬をまるで飴のように気軽に渡すという問題があるのです。そして私自身、抗うつ薬を服用したせいで肝臓が弱り、そのせいでドーパミン量が減り、最悪な気分になったのだと考えています。これが、すでにあった糖質への欲求をさらに強め、結果として体重が増加しました。

月経周期の話でもある

私はもう、重度のうつに悩むことはなくなりました。それでも、気分の落ち込みや不定愁訴がいまだに、人生の一部であることに変わりはありません。自分の気分が間違いなく月経周期に左右されていることを、私は学びました。私の場合、月経周期の2日目、3日目、4日目に、必ずひどく落ち込みます。ホルモンについて学んだ今でも、この時期には、あのイヤな感覚が永遠に続くのだと考えてしまいます。

まるで自分を見失ったみたいに感じ、モチベーションも自信もなく、クリエイティブな感覚を完全に失い、インスタグラムに投稿することもありません。自宅では、言葉少なに引きこもってしまいます。私のパートナーは「2、3日もすれば、またすぐに気分がよくなるよ」と言うのですが、そのときはそんな言葉を信じられません。ところが数日するとまるで魔法のように、本当に気分が戻るのです。

漠然とした不安からうつにいたるまで、**メンタルヘルスの問題をもっとも多く訴えるのは、35～50歳の女性です。**つまり、こうした問題を抱えている女性はたくさんいるのです。決してあなたひとりではないと知るだけでも、助けになればと願っています。気分の落ち込みの原因となりそうなものは、さまざまです。仕事のストレス、高齢の親の介護、小さな子どもの世話、経済的な不安、自己肯定感の低さ……枚挙にいとまがありません。こうしたものはどれも、ホルモンの分泌量つまりは気分にも波及的に影響を与えます。ところがときには、**不安の原因となる何か大きなものがあるわけではないこともあります。**そして、そのような外からの圧力が特にないからといって、気分の落ち込みがないわけでもありません。

私はこれまでの数年で、どのホルモンがどの気分に影響し、それをどう活用できるかを理解することで、気分を上げる方法について学んできました。自分自身を実験台にして、効果があるものを見つけてきたのです。食事、サプリメント、運動、さらには少し意外な手段を使えば、気分をつかさどるホルモンをポジティブにハックでき、いつも気分よく過ごせることを学びました。そしてその方法を、みなさんにお教えします。でもまずは、これからハックするホルモンについて、詳しく見ていきましょう。

気分に影響するホルモン

セロトニン

セロトニンは人間の体内にある、気分に影響する主要な化学伝達物質の1つです。脳内で神経伝達物質としても、血流を通じてホルモンとしても作用し、その95％は腸内でつくられます。また、松果体でもつくられています。

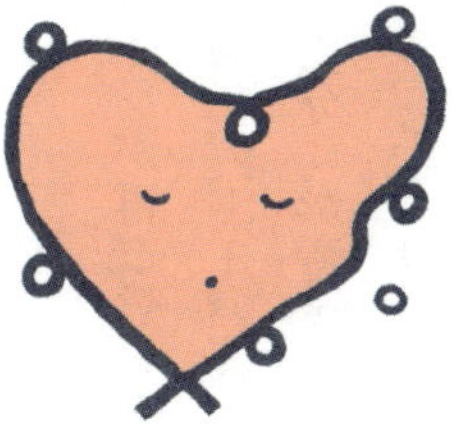

そして、理由もなく「幸せホルモン」と呼ばれているわけではありません。気分のコントロールには、健全なセロトニンの量が絶対に不可欠です。セロトニン量が低いと、人生に喜びも安心感も抱けません。そのせいで、うつ病におちいることがよくあります。ほとんどの抗うつ薬はＳＳＲＩというもので、脳内のセロトニンをリサイクルすることで効果を発揮します。ＳＳＲＩとは、「選択的セロトニン再取り込み阻害薬」の略であり、人がよ

い気分を抱くのに必要なセロトニンが再び体内に取り込まれてしまって脳内のセロトニン量が減るのを防ぎます。

セロトニンに関してありがたいのは、生活習慣や食生活を変えることで、量を自然に補足できる点です。セロトニンの大部分は腸内でつくられるため、腸内マイクロバイオームが健康であることが非常に大切です。

ドーパミン

喜びと痛みのどちらも支配する要注意のキャラクター、ドーパミンが再び登場です。睡眠、食欲、ブレイン・フォッグ、思考の混乱をコントロールするのに、ドーパミンが大きな役割を果たすことは、すでに取り上げました。ここでは、気分に影響を及ぼすことも追加で述べておきます。ホルモンでも神経伝達物質でもあり、かなり多くの機能の背後に存在しています。ドーパミンは脳内でつくられます。

低ドーパミンは、あらゆるものへの喜びを失い、人生に無関心になる「アンヘドニア」と関連づけられています。さらに、**どのような感情を抱くかを決定するドーパミ**

ンの基準値は人によって異なるという点を、再度お伝えしておきます。あなたの周りにも、いつも元気いっぱいで活力に満ちたタイプの人がいるのではないでしょうか。こうした人たちは、そこまでの熱意がないタイプの人たちと比べ、ドーパミンの基準値が高めの可能性が高いのです。私の息子たちにも、ドーパミン値の違いは見て取れます。長男は非常に値が低いようで、何をするわけでもなく家に閉じこもっていても満足しています。一方で三男は常に元気いっぱいで、外に遊びに行きたがります。

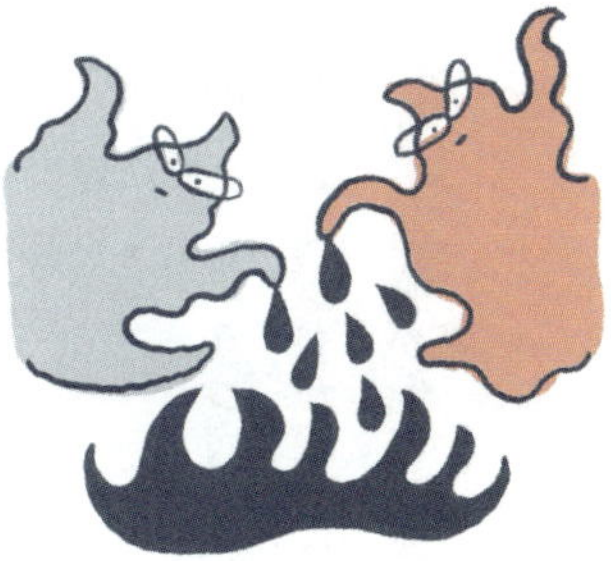

ドーパミンは、モチベーションや報酬系のカギとなるホルモンであるため、バランスを崩すと、モチベーションの欠如、集中力の低下、絶望感、かつては楽しんでいたことに関心が持てない、といったうつの症状や気分の落ち込みを引き起こす可能性があります[※26]。また、ドーパミン値を執拗に何度も引き上げようとすると耐性ができて基準値が下ってしまい、さらに落ち込みかねません（詳細は3章をご覧ください）。そ

※26　https://www.medicalnewstoday.com/articles/326090#relationship

のためドーパミン値の維持には、細心の注意を払う必要があります。

ノルアドレナリン（ノルエピネフリン）

以前も取り上げたノルアドレナリンは、「脳内のアドレナリン」とも言え、意識の明晰さやエネルギーの強度、脳の機能に重要です。もっというと、カラダがノルアドレナリンをつくる際にはドーパミンを使うため、ドーパミン値が低ければ、ノルアドレナリン値も低いということになります。

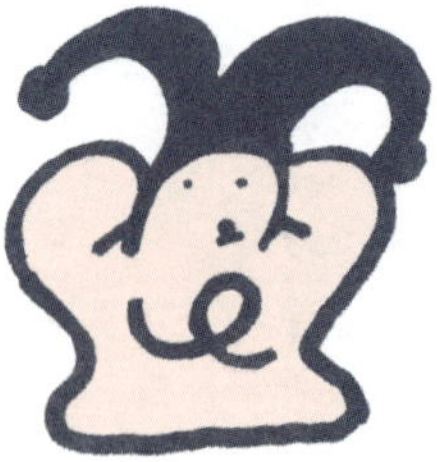

ネズミを使ったある実験※27では、ノルアドレナリンの量が枯渇すると、うつ病の症状が再発しました。つまり、**睡眠時間はじゅうぶんなのに朝なかなかベッドから出られなくて、ひどい疲労感にさいなまれているなら、ノルアドレナリンの値が低いのかもしれません。**

※27 https://www.ncbi.nlm.nih.gov/pmc/articles/PMC3131098/

オキシトシン

オキシトシンは、すばらしい化学物質で、ハグをしたくなるような温かくてほんわかした気分にさせてくれるため、「愛のホルモン」とよく呼ばれます。脳の視床下部でつくられ、性的な興奮から信頼、恋愛感情、絆にいたるあらゆるものをつかさどっています。大好きな人やペットを抱きしめると、膨大な量のオキシトシンが分泌されます。非常に興味深い事実としては、オキシトシンは、オーガズムを感じても分泌され、どうやら女性の方が男性よりも多くのオキシトシンを生成するという点です。

オキシトシンはまた、母親と子どもの絆を深めるホルモンとしても有名です。出産後や授乳中に大量に分泌されます。

オキシトシンについて知るべき大切な点は、それを分泌するには自分以外の誰かに引き金を引いてもらわなければならないということ。社会的絆のホルモンなのです。友達であれ、家族であれ、子どもであれ、ペッ

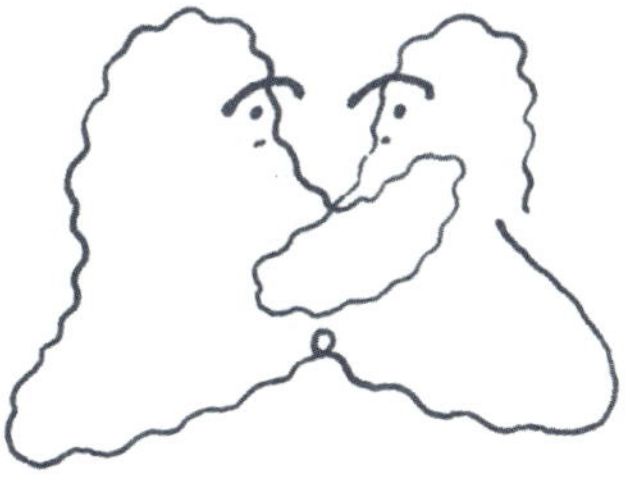

トであれ、パートナーであれ、あなたが心の底から大切に思う誰かと一緒にいると、オキシトシンが作動します。最悪の気分のときはたいてい、自分の殻に閉じこもって人とのつながりを避けたくなるものです。でもそれは、まったくの逆効果です。人とつながらないと、オキシトシンの量はさらに下がってしまうため、さらに気分が落ち込むという悪循環になります。

コルチゾールに関するひとくちメモ

ここで再び、副腎でつくられるストレスホルモンであるコルチゾールについて触れることが非常に大切だと思います。コルチゾールが、的外れなときに急増したり、ストレスに満ちた生活のせいで常に分泌されていたりなどバランスが乱れると、気分がかなり悪くなるかもしれません。コルチゾールはモチベーションを上げる点で有能ですが同時に、恐怖も生み出します。それが、うつや気分の落ち込みにかなり影響する可能

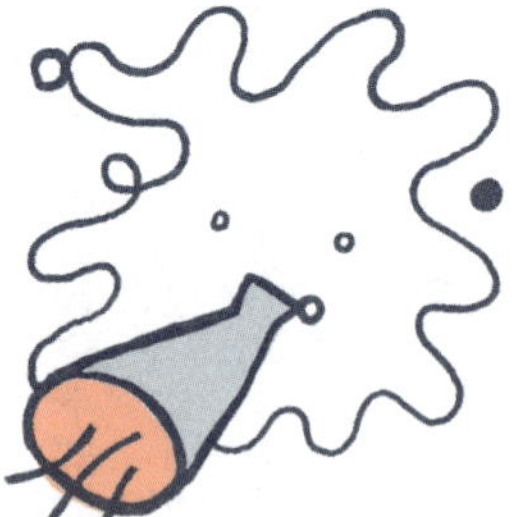

性があることを覚えておいてください。コルチゾール値をコントロールする方法については、次の章で詳しく取り上げます。

エストロゲンに関するひとくちメモ

女性は男性よりも気分障害を発症するリスクが高いことが、事実として証明されています。これはエストロゲンの量が1カ月の間に変動することが要因です[※28]。エストロゲンの量が変化すると、気分のムラ、不安、涙もろさ、自信喪失へとつながる可能性があるのです。月経周期の間および更年期と閉経期にどのようにして変化していくかについては、5章と6章で詳しく取り上げます。

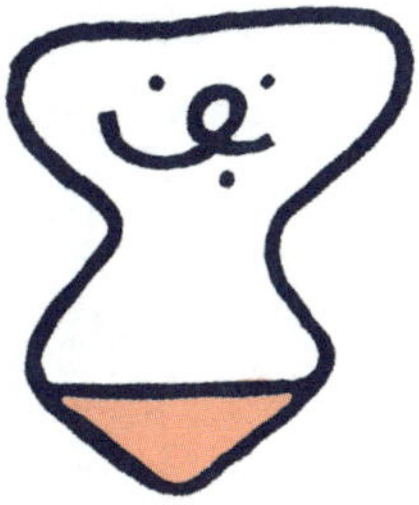

※28　https://www.ncbi.nlm.nih.gov/pmc/articles/PMC3753111/

ホルモンは一致団結して気分を乱す

ホルモンは、ほんの少しバランスが崩れただけでも、気分に大きく影響しかねません。すべてが互いに影響しつつ協力し合っているからです。プラス面の好例としては、オキシトシンの作用のしかたがあります。オキシトシンが分泌され、温かくほんわかした感情を抱くと、コルチゾール値が自然と弱まるのです。たとえば、大好きな女友達と夜出かけると、その日の仕事のストレスなどどうでもよくなります。オキシトシンが働き、ストレスホルモンを弱めてくれるからです。

同様に、気分が落ち込むときは、たくさんのホルモンが互いに引き下げ合います。うつ病では、３つの主要な化学物質が変化します。

【うつ病で減少する化学物質】

1．ノルアドレナリン――活気に影響を及ぼす

2．セロトニン――罪悪感、嘆き、恥を感じる

3．ドーパミン——やる気をくじく

さらにうつの人は、血中コルチゾール値が高い傾向にあり、不安やストレスを感じるようになります。

たとえうつ病でなくても、ドーパミンなど特定のホルモンが枯渇する可能性はあります。その場合、モチベーションの欠如や無関心な状態になり、活力のためのノルアドレナリンがじゅうぶんにつくられなくなります。このせいで、外出して人と交流したいとはあまり思わなくなり、そのためにオキシトシンが足りなくなります。悪循環となり、結局はもっとイヤな気分になるのです！

気分をなんとかしようと何も考えずに抗うつ薬に飛びつく前に、自力でできることは何かを考えてみましょう。ときには睡眠不足が、気分の落ち込みやホルモンの乱れの原因となる可能性もあります。もしあなたも睡眠不足なら、睡眠に関する1章も、ぜひ読んでください。

落ち込む原因は？

まず第一に炎症！

誰もが驚くであろう事実があります。それはうつ病を含むほぼどの病気も、その根本原因は「慢性的な炎症」だということです※29。これを証明する科学的証拠は次第に増えており、たとえば、神経科学者エドワード・ブルモアが数年前に書いたすばらしい書籍『「うつ」は炎症で起きる』（草思社）などがあります。ブルモアの本は、免疫系とメンタルヘルスの関係を鮮やかに掘り下げています。

では、いったい何が起こっているのでしょうか？　実は、「適切な状況での炎症はよいものだ」と覚えておくことは、非常に大切です。短期的な炎症は命を救うし、カラダにとって必要なもの。それが治癒の過程なら、なおさらです。風邪をひいたとき、あるいはケガをしたり感染症にかかったりしたとき、免疫系は急いでカラダを癒やそうとするため、炎症が起こります。これは、カラダがウイルスやバクテリアなど外部か

※29　https://bmcmedicine.biomedcentral.com/articles/10.1186/1741-7015-11-200

周期不順　怒り　不安　混乱　過食　不眠

らの侵入者に対して自らを守ろうとする、絶対に不可欠な手段でもあります。そのため、炎症を絶対的な悪者として扱うべきではありません。炎症がなければ、私たちは死んでしまうのですから。

炎症が問題になるのは、慢性化、つまり長引いたとき、そして過度になったときです。過度な炎症の原因は、ストレスや運動不足、肥満、睡眠不足、そして食べ物など、たくさんあります[※30]。2章で、炎症を起こしかねない食べ物について触れました（P124参照）。こうした食べ物は、食欲をコントロールするホルモンに悲惨な影響を及ぼすのです。そして、炎症は気分の落ち込みやうつのリスクにも、かなり影響します。これは主に、サイトカインによるものです。

サイトカインって何？

サイトカインとは、細胞によってつくられるペプチド（小さなタンパク質）で、免疫系のさまざまな炎症反応を調節しています。病気またはケガをしている人にとっては

※30 https://bmcmedicine.biomedcentral.com/articles/10.1186/1741-7015-11-200

何の問題もありません。しかし慢性的な炎症を抱えている人は、体内で活動しているサイトカインが多くなりすぎます。すると、気分を調節するホルモンである、ノルアドレナリン、セロトニン、ドーパミンの分泌を妨げてしまうのです。腸内で生成されるセロトニンの量さえも、制限してしまう可能性があります。

このように適切な状況においては、サイトカインは必要不可欠です。ただし、脳や体内に不要な炎症が増えているとき、サイトカインは気分をよくするホルモンに悪影響を及ぼします。

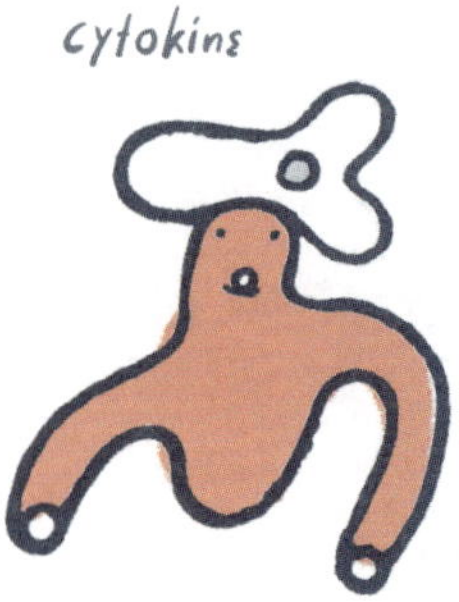

サイトカインと新型コロナウイルスとの関係も、注目に値します。新型コロナのようなウイルスが体内に侵入すると、それを撃退しようと、サイトカインが即座に行動を起こすため、体内に強力な炎症反応が起こります。新型コロナの後遺症の症状に苦しんでいる人たちは現在、あまりにも多く残りすぎたサイトカインにカラダが対応しており、そのせいで、普段は必要でない免疫系のスイッチが「オン」のままになってい

周期不順　怒り　不安　混乱　過食　不眠

ると考えられています[※31]。

炎症の根本原因その1

食べ物

まだ読んでいない人は、2章に戻って、炎症を起こさせる食べ物について読むことをおすすめします（P124参照）。簡単に言えば、次のものです。

- **植物油（ひまわり油、菜種油など）**
- **乳化剤**
- **精糖**

問題は右記のほぼすべてが、私たちが日常的に口にしている超加工食品に含まれていることです。こうした食べ物は、炎症や食物依存の連鎖を引き起こします。ホルモンによって食欲が増進されてしまうと、その連鎖はなかなか断ち切れません。

※31　https://www.forbes.com/sites/williamhaseltine/2022/01/25/new-clues-to-long-covid-prolonged-inflammatory-response/

低脂肪、低カロリーの食生活を続けようとしても、気分は改善されません。**幸せホルモンをつくるためには、善玉脂肪が必要なのです。**低脂肪の食べ物は、メンタルヘルスにとんでもなく悪影響です。低脂肪食品よりも食生活に取り入れるべき、気分を上げる食べ物やサプリメントの概要をこのあと説明します。

炎症の根本原因その2

ストレス

ストレスとうつ、あるいは気分の落ち込みには、明確な因果関係があります。そしてそれは、コルチゾールによるものです。体内にコルチゾールが過剰にあると、セロトニン生成を妨げます。そのせいで常に「闘争か逃走」という恐怖モードにいることになり、気分の落ち込みを助長します。

私たちは誰もが、ある程度のストレスに対処できるようになっています。とはいえ、カラダを常に多大なストレスにさらすと、うつのリスクが高まることもわかっています。平均的な人なら、人生で4、5回程度の深刻なストレス（死別、失業、人間関係の破綻など）を受ければ神経修飾物質〔神経伝達物質の機能を調整・補完する〕に影響が及ぶため、うつになる可能性が高くなります。あわれなカラダは、危険と脅威を常に感じ続けるため、コルチゾールをノンストップで分泌し続けます。

ですが当然ながら、森の中で瞑想したり祈ったりといった、ストレスがまったくない人生を生きることなどできません。ストレスだらけだからといって、仕事をやめることもできません。結局のところ、私たちは誰もが現実の世界に生きており、お金を稼ぐ必要があり、完璧とは言い難い状況をなんとかしなければならないのです。しかし、**燃え尽きてしまう前に境界線を設け、助けになる手段を用意して、人生から重要なストレス要因を排除することはできるのです。**

炎症の根本原因その3

睡眠不足

すでにお伝えしたとおり、良質な睡眠は健康全般の土台となるものです。睡眠の長さや質が足りないと最悪の気分になるうえ、ほぼすべてのものに波及効果が及びます。そしてそれには、気分の落ち込みやうつも含まれます。

ハーバード大学の調査によると、良質な睡眠を取っていない人には、サイトカインの増加やその他の炎症の兆候が見られました[※32]。そのため、睡眠不足は間違いなくメンタルヘルスにネガティブに影響します。良質な睡眠を増やすためのアイデアについては1章をお読みください。

遺伝子と自然光がどう関わるか

日照不足が原因で、特に冬季に気分が落ち込んだり無気力になったりする可能性はかなり昔から指摘されてきました。その理由は、細胞が持つ自然な概日リズムが乱れるため。冬季の日差しが弱いせいで、体内時計が乱れてセロトニンの生成が阻害されてしまい、いつもよりも疲れやすく、気分も落ち込みやすくなります。

※32 https://www.health.harvard.edu/healthbeat/how-sleep-deprivation-can-cause-inflammation

もしあなたが冬の間はひどく落ち込むようなら、季節性感情障害の可能性があります[※33]。光をじゅうぶんに浴びられていないなら、1年のどの時期であれ、気分に影響しかねません。光と皮膚の下にあるコレステロールによって、脳内のセロトニン量が高まり、このおかげで、心で幸せホルモンを感じられるようになるからです。

残念ながら、人より気分が落ち込みやすい人もいます。5－HTTLPRという特定の遺伝子が発見されており、脳内のセロトニン値が低い指標となります。どういうことかというと、この遺伝子を持っていると、生まれつき気分が落ち込みやすく、わずか1回か2回程度のストレスで、うつ病になりかねないということです。指標となるこの遺伝子を持っている人は、セロトニンのバランスを取り戻すのに、抗うつ薬がかなり役に立ちます。

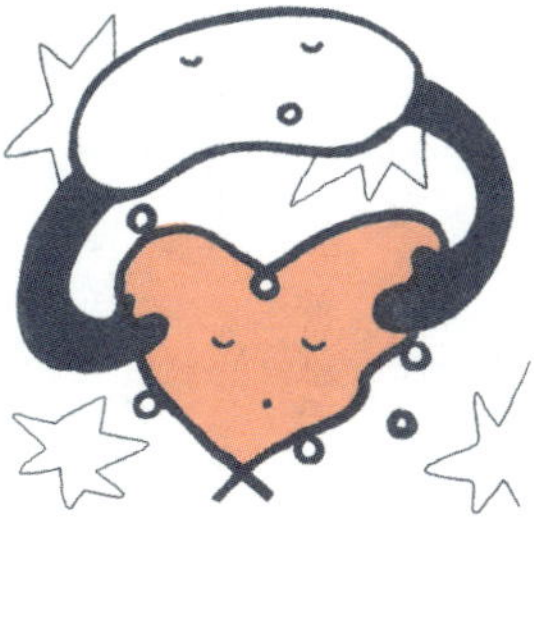

※33　https://www.nhs.uk/mental-health/conditions/seasonal-affective-disorder-sad/overview/

気分が前向きになる食べ物&サプリ

落ち込んだ気分と闘っているとき、自力でなんとかするなんて不可能だと感じますよね。破滅のサイクルにはまり、たとえうつ病でなかったとしても、人が善意でしてくれる「外に出てランニングしてみなよ」などのアドバイスは、まったく役に立ちません。「ベッドから出ることさえもできないの。ランニングに行くくらいなら死んだ方がマシ」と感じることもあるでしょう。

でも大切なのは、小さくても一歩ずつ前進すること。今から、生活のさまざまな場面で取り入れられる、シンプルで実行しやすい方法をいくつか提案します。まずは、食べ物やサプリメント。2つ目は、家の中でできること。3つ目は、家の外でできること。ほかのバイオハックのアドバイス同様、いくつか試してみて記録し、自分に一番効果があるのは何かを観察してみましょう。たとえ小さくても、ポジティブな変化はいいものです！

食べ物&サプリ1

栄養で修復&回復

まずは重要なところから始めます。可能な限り、炎症性の食べ物はやめなければいけません。そんなのムリだと思うかもしれませんが、もう二度と食べないと断言するわけではありません。とりあえず今だけやめるのです。ビスケットやポテトチップス、チョコレートなど「ご褒美」をすべて排除しているかのように感じてしまうかもしれません。でもお約束します。こうした食べ物は、ご褒美などではありません。長い目で見ると、今よりもひどい気分にさせるものなのです。「パレオ」〔旧石器時代に人間が食べていた、未加工の野菜や肉を中心とした食生活〕なライフスタイルが理想的です（私にはとても効果がありました）。

食べ物&サプリ2

人生にスパイスを

炎症を抑えるために、食べ物や飲み物に加えられるハーブやスパイスはたくさんあります。たとえば、

・しょうが
・にんにく
・ターメリック（ウコン）
・カイエンペッパー
・シナモン
・ブラックペッパー（黒コショウ）
・パセリ

ターメリックに黒コショウを加えれば、その生体利用効率（カラダがその物質を利用できる効率）を高められるという、すばらしい情報を私は最近知りました。黒コショウが補助剤のような働きをして、ターメリックの有効性を引き上げるのです。

私は気分が落ち込んでいるとき（たいていは生理前）、こうしたハーブやスパイスを倍に増やします。**気分を上げるためのオリジナル・ドリンクをつくることもあります。みじん切りにしたしょうがひとかけとレモン汁、少量の水を混ぜて（アルコール用ショットグラスくらいの量になります）、一気に飲み干すのです。**ドーパミンの低下に

よる炭水化物への欲求は、これで本当に収まります。

食べ物&サプリ3

脂肪酸を食べよう

善玉脂肪は、脳、細胞、ニューロン、ホルモンをつくるために必須の基本的要素となるため、絶対に不可欠です。念のために書くと、お腹のまわりについている脂肪とはまったく違います。脂肪がなぜカラダにいいのか、大げさなくらいお伝えしたいのです。

科学的にも、善玉脂肪を食べることは全面的に支持されています。オメガ3脂肪酸が豊富な食べ物は、気分の落ち込みのリスクを低減することが、研究で明らかになっています[※34]。なかには、伝統的な食習慣でこれをすでに取り入れている文化もあります。冬季の日照時間が非常に短いスカンジナビアの人たちの食生活は魚中心です。これによりオメガ3脂肪酸の摂取量が非常に高くなり、季節性のうつの軽減に役立ち

※34　https://www.psychologytoday.com/us/blog/integrative-mental-health-care/201812/omega-3s-depressed-mood

ます。彼らは、科学的に証明されたから突然そうしようと決めたわけではありません。暗い冬季に対応するため、そして幸せホルモンを引き上げるために、数千年かけて自然と発展した食生活なのです。

【オメガ3脂肪酸が豊富な食べ物】

- **サバ**
- **イワシ**
- **鮭**
- **キャビア**
- **ニシン**
- **亜麻仁の種とチアシード**
- **牡蠣**
- **クルミ**

幸せホルモンをサポートする食べ物については、1章も参照してください（P58参照）。

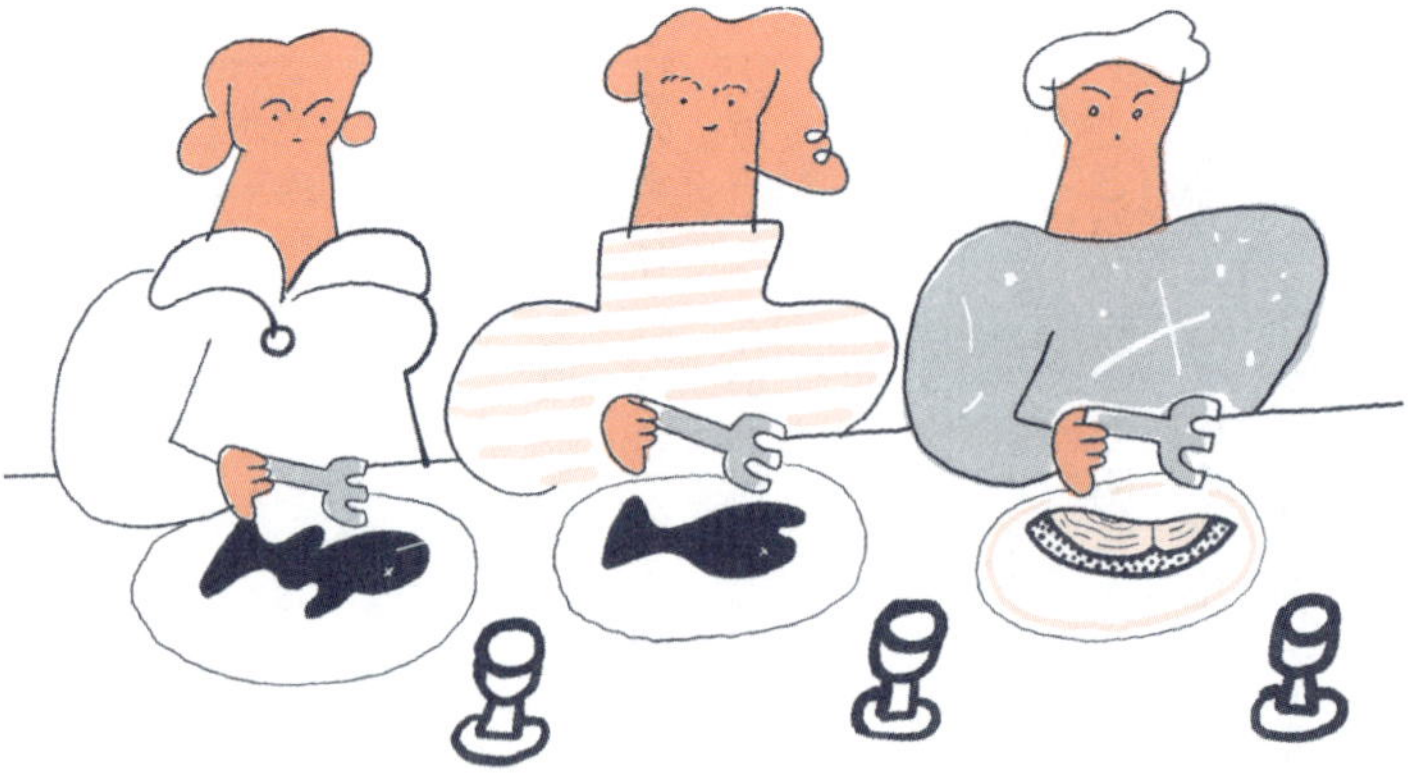

食べ物&サプリ4

腸内細菌を強化

健康的な腸内マイクロバイオームとはつまり、健康的なセロトニン値であり、つまりよい気分ということ。心身の健康のあらゆる側面において、腸と脳のつながりの影響力がいかに大きいかを裏づける研究が増えてきて、その重要性がようやく理解され始めました。人間を対象に行われた非常に興味深いある研究では、プロバイオティクス細菌のサプリメントをわずか1カ月飲み続けるだけで、不安やうつの軽減につながることが示されたのです。

だからこそ、私はできるだけ多くの発酵食品を食生活に取り入れています。お気に入りはコンブチャ。どれだけ飲んでも飲み足りないくらいです。発酵食品はほかに、キムチ、ケフィア、ザワークラウト、さらには砂糖無添加の生きたヨーグルトなどがあります。試してみて、一番好きなものを見つけましょう。

気分を上げるサプリメント・トップ5

サプリメントは、同じものでも人によって反応が異なる可能性があります。だからこそ、ベストな取り組み方は、試行錯誤を重ねること。ポジティブな効果があるか否かがわかるように、1回に1つずつ試してみてください。

EPA

私にとって、気分の落ち込みに一番効くサプリメントです。EPAとは、エイコサペンタエン酸の略で、オメガ3脂肪酸の一種です。EPAは、人間のカラダが最適に機能するために必要ですが、気分の落ち込みを抑えるのにも非常に有益であることがわかっています。炎症を減らすのみならず、血液脳関門を通過して脳内に入ることもできます。研究では、EPA脂肪酸の増加は、抗うつ薬と同じ効果がある可能性が示されています。1日の摂取量の目安は、約1000~3000㎎。

クレアチン

クレアチンは、体内に自然にある化学物質で、筋肉量を増やすためのスポーツのサプリメントとして人気です。とはいえ、筋肉量増加と聞いて怖がる必要はありません。ステロイドと一緒に摂取してジムでウエイトトレーニングでもしない限り（これは本当におすすめしません）、筋トレマニアのように筋肉隆々になることはありません。クレアチンは、気分の落ち込みにも効果が高く、やる気やモチベーションを高めるのにもぴったりで、初期の臨床試験では抗うつ作用があることが明らかになっています[※35]。細胞のエネルギーとなるATP（P200参照）をつくる、脳内のクレアチンリン酸を助けるためです。1日1～5gの間で摂取できます。

ヤクヨウニンジン

ヤクヨウニンジンという名前は聞いたことがあるものの、少し混乱している人もいるかもしれません。というのも、チョウセンニンジン、アメリカニンジン、トチバニンジンなどなど、かなりの種類があるからです。基本的に、ニンジンはすべてオタネニンジンの根の一種であり、世界中で何世紀にもわたり強力な栄養補助食品として使われてきました。ニンジンには、抗ストレスや抗炎症の効果があることが多くの研究に

※35　https://www.ncbi.nlm.nih.gov/pmc/articles/PMC6769464/

よって確認されており、疲労の軽減を手助けします。1日の摂取量の目安は200〜400㎎です。

●イワベンケイ（ロディオラ）

これもまた、気分の落ち込みに世界中で使用されている薬草アダプトゲン（P70参照）です。脳内のセロトニンとドーパミンの量にポジティブな影響を及ぼし、ストレス関連の疲労やうつによく効きます。200㎎を目安に1日に1回か2回まで摂取できます。

●ムクナプルリエンス（ハッショウマメ）

熱帯のマメ科植物で、数千年にわたり脳の健康に「魔法」の効果があるといわれてきました。現在ではこの効果の理由が、ドーパミン前駆体であるL－ドーパを豊富に含んでいるからであることがわかっています。1日の摂取量の目安は100〜150㎎。

自宅で気分をリセットする4つの方法

家でできるハック1

お風呂でバランスを取り戻す

エプソムソルトを入れたお風呂は長年、不安、うずき、痛みによく効くとされてきました。そして今や、気分にも効果があることがわかっています。エプソムソルトは、食用の塩とはまったく異なります。実体は硫酸マグネシウムであり、マグネシウムは、人間のカラダが必要としながらもじゅうぶんに摂れていない、スーパーミネラルの一種です。**マグネシウムは、コルチゾール（ストレスホルモン）の調節に必要不可欠であり、また、鎮静作用のある神経伝達物質であるＧＡＢＡの量を引き上げます。**

私は、気分が今ひとつという日には、マグネシウムのお風呂とサウナに入り、その後、冷水シャワーを浴びます。ランニングに出るためのモチベーションがどうしても出ないとき、これをすると気分が上がります。運動なんてムリだと思うようなときでも、できる気になるのです。

家でできるハック2

光療法

朝起きたら数分間、自然光を浴びるのがよいということは、みなさんもうおわかりだと思います。日光浴はたくさんの問題、とりわけ気分の落ち込みに効果があります。人間のカラダは光によってビタミンＤ（ホルモンです！）を生成するからであり、細胞内のミトコンドリアを刺激し、エネルギーを与えてくれるからです。

とはいえ、天気については、私たちにできることはかなり限られています。どんよりして薄暗い曇り空のときは、必要なだけの強力な自然光を浴びることができません。そこで助けになるのが、**レッドライト・セラピー（赤色光療法）**です。太陽の赤外線と近赤外線を模倣したデバイス・赤色ライト（睡眠を阻害するブルーライトを放つスマホの画面とは真逆）を使います。自宅で1日に数分間これを浴びると、季節性の気分の落ち込みに効果があるのみならず、リラックスや肌の悩みにも使えるし、夜勤のあるシフトで働いている人にもおすすめです。たった1回だけでも、うつ症状の軽減に役立つことが示されています[※36]。

家でできるハック3

音楽鑑賞

音楽は、気分を高めて不安を抑えるのにかなり強力なツールです。アップビートな音楽は、ドーパミンを分泌させることがわかっています。私がランニングに行くときに、ノリのいい90年代のハウスミュージックを聞くのが大好きなのも、納得です！

個人の好みによるため、落ち込んだ気分を上げるための具体的な音楽ジャンルをおすすめすることはできません。ある人にとっては美しい音楽でも、ほかの人にとって

※36　https://www.ncbi.nlm.nih.gov/pmc/articles/PMC5336550/

は我慢できない曲かもしれないし、また別の人にとっては過去に恋人に振られたときにかかっていた曲かもしれません。とはいえ、高揚感溢れる音楽はホルモン生成にすばらしい効果があることが証明されているため、**気分を上げるときに聞きたい曲を集めたプレイリストをつくっておくといいでしょう。**

家でできるハック4

呼吸法

深呼吸が、睡眠においてすぐに効果の出る非常に効率のいいホルモンハックであることは、1章ですでにお話ししましたが、これには気分を上げる効果もあります。深呼吸は副交感神経系を活性化し、リラックス効果のあるセロトニンの分泌を促します。この呼吸法はすぐにでもできますが、まったく初めてという人は、まずはオンラインかアプリでガイドつきの呼吸法をやることをおすすめします。

私は先日、とても大変な思いをしたときに、ヴィム・ホフ呼吸法（P81参照）を3

回やってみました。すると、終わってから階下に降りたとき、自分がまったく別人のように思えました。呼吸法がたった15分で体内の化学物質を変えたのです。この呼吸法を実践すると、セロトニンの刺激を全身で感じることができます。

外で気分を変える3つの方法

外で行うハック1

自然に触れよう

自然界が持つパワーには、気分の落ち込みを軽減するのに大きな効果があることがわかっています。ウォーキングや運動、ガーデニングなどの屋外で行う活動で、セロトニンのようなリラックス効果や鎮静効果のあるホルモンの分泌を促すアクティビティを行うのがよいでしょう。

だからといって、自然界から恩恵を受けるために美しくて広々とした草原に行かなくてはならない、というわけではありません。ほとんどの人は、そのような場所にすぐアクセスできるわけでないでしょうから。大丈夫、都会の歩道を歩くだけでも、周辺に木や植物があれば同じ効果が期待できます。

外で行うハック2

さらには人間性のパワーを活用

ハグしたくさせるような愛情たっぷりのホルモンであるオキシトシンは、人との交流で活性化されます。でも、ものすごく気分が落ち込んでいるときは自分の殻に閉じこもりたいと思うのが自然なので、板挟み的なジレンマを感じるかもしれません。社交的になるなんて、考えただけでも自分にはできないと思うなら、ムリをする必要はありません。人とほんのちょっとしたやり取りをするだけでいいのです。

1つ例を挙げます。最近、かなりヘトヘトになりながらランニングをしていたときのこと。教会の前を通りかかりました。外に若い男性が立っていたのですが、フォーマルな服装をしていたため、今まさに結婚するところなのは明らかです。私は走りながら男性の前を通りすぎる際、親指を立てて「いいね」のサインを送りました。すると、男性の顔がパッと明るくなりました。

この心と心がつながったほんの一瞬、私は文字どおり鳥肌が立ち、カラダの内側から温かい喜びが湧いてきて、それがランニングを続けるモチベーションになりました。**人間の本質って、とても愛情たっぷりなのです。**他者と関わると、幸せホルモンにとてもいい影響を与えます。社会的なつながりを強化できることがあれば、何でもやりましょう。

外で行うハック3

できるだけ運動しよう

運動は落ち込んだ気分を変えるのにとても効果があります。快楽ホルモンであるエンドルフィンを増加させるほか、セロトニンをつくるためにカラダが必要とするトリプトファンの生成を促します。**週に60～180分の有酸素運動は、脳内の酸素量を増やしたり、脳機能を活性化して気分の落ち込みを軽減したりするのにじゅうぶんです。**

研究では、運動する人ほど、うつのリスクが低いことも示されています[※37]。

そうは言っても。運動が口で言うほど簡単でないことは私も理解しています。ノルアドレナリンやドーパミンの値が低いなら、運動という選択肢はまだ選べないかもしれません。しかし、それでも大丈夫だと断言します。まずは本書で紹介したほかの方法を試してみて、少しずつ運動量を増やしていきましょう。キツイ運動である必要はありません。音楽を聞きながら登り坂を歩くだけでも、気分がよくなるはずです。

脱ストレスの境界線を設定しよう

これまで見てきたとおり、コルチゾールのバランスの乱れは、気分の落ち込みとかなり関係があります。生活があまりにもストレスでいっぱいのとき、カラダは不要なタイミングでたくさんのコルチゾールをつくり、それによってオキシトシンとセロトニンの生成が乱れます。人生からストレスをすべてなくすことはできませんが、ストレスの影響を軽減すべく、自分を守るための「境界線」を決めて線引きすることはでき

※37　https://www.ncbi.nlm.nih.gov/pmc/articles/PMC7415205/

ます。

上司から夜中に来るメールがストレスになっていますか？　それとも、ＳＮＳの特定のグループチャットがイライラの原因？　平日は毎晩、夕食をつくるために急いで帰宅しなければならないから？　気分が落ち込む原因は何なのかをしっかり確認し、コルチゾールを減らすためになるべくそこから距離を取りましょう。それはたとえば、スマホの通知を切ることかもしれないし、週に何度かは家族のほかの人に夕食づくりを担当してもらうことかもしれません。ストレス要因の特定と線引きを意識的に実行してみてください。

最後に、「自分を動かす目標」を設定しよう

達成可能な小さな目標を設定することが、気分を上げる手助けになります。**気分の落ち込みの厄介なところは、自己肯定感の低さと密接に関係している点です。**最悪な気分なので何かを変えようとする気力もなく、すると負け犬のように感じてさらに落

ち込み、悪循環は続いていきます。

本章で私がご紹介した方法やアドバイスを試せば、この悪循環を断ち切ることができるでしょう。それを、あなたの目標の1つにしてみてください。目標は何でもいいし、些細に思えるものでも大丈夫です。ポジティブな新習慣を持つことで、モチベーションを保てるようにもなります。

ということで、今のあなたを動かす目標について、時間を取って考えてみましょう。ノートに書き記して、モチベーションを与えてくれるあなただけの原動力として使ってください。

Column

4

ドクターEから一言

気分の落ち込みについてかかりつけ医に相談するには

HOW TO TALK TO YOUR DOCTOR ABOUT LOW MOOD AND DEPRESSION

感情の起伏は誰もが経験しますが、気分の落ち込みや不安、うつが長引くようなら、何かしら行動を起こした方が賢明です。私の臨床経験では、気分の落ち込みとうつは急速に悪化する可能性があるため、早期検知と第三者の介入が不可欠です。ダヴィニアのアドバイスにもありましたが、他者とのつながりを求めたり、愛する家族との時間をつくったりすることで、安心感を取り戻すホルモンを分泌するのに役立つ可能性があります。

とはいえ、他者とのつながりを求めたり、ダヴィニアのアドバイスを試したりしても相変わらず気分が落ち込んだり、モチベーションが上がらなかったり、不安を感じたり、考えすぎたり、睡眠不足が続いたりするなら、そして何より、将来について無力感や絶望感を抱くなら、できるだけ早く専門家に相談してください。

うつは永遠に続くかのように感じてしまうかもしれませんが、実は一時的なものだと覚えておくと、役に立つでしょう。そうは思えないかもしれませんが、トンネルには必ず終わりがあります。

ストレスや重圧がかかったときに自分が使う「対処メカニズム」は何か、そしてそれが本当に役立っているのか、考えてみましょう。深酒をするとかジャンクフードを食べるといった、ストレスをやり過ごすために身につけた不健康な習慣は、うつや不安を悪化させるだけということが多いものです。

次のような環境的要素は、心の健康維持に生物学的な影響を及ぼします。

心に悪影響を及ぼす環境的要素

- 常に「オン」の状態でいる。チャットやメール、メッセージの通知を、カラダは実質的には警告音として受け取る。警告音が鳴るたびに、コルチゾールの分泌や交感神経系の活性化といった生物学的な反応が起こる。
- 人生において何が普通かが、SNSによって影響される。外見、持ち物、他者との比較。
- パンデミック後の不穏な世界。金銭面の不安、喪失感、ストレス、恐れ。
- 恐怖ばかりを伝えるニュース。惨状、喪失、死、戦争などのニュースばかりが流れてくる。自分がどのメディアを消費しているのかに意識を向け、これ以上見ていられないと思ったときにスイッチを切る自分に罪悪感を抱かないこと。

医療機関に相談すべき症状

どれか1つでも次の症状があれば、近くの医療機関に相談しましょう。

- モチベーションの欠如
- 自分には価値がないと思う、または不適切な罪悪感を抱く
- 集中力の欠如、優柔不断
- 寝すぎ、または睡眠不足
- 体重の著しい減少か増加、または食欲の変化
- 疲労
- 死について考える、希死念慮
- パニック発作(胸の痛み、息切れ、動悸、発汗などの身体症状の有無を問わず)

気分がもっとも落ち込む時期には、薬が助けになります。自力でなんとかしようというモチベーションを持てるような力を与えてくれるでしょう。

ダヴィニアが本文で書いていたとおり、気分の落ち込みや不安には生物学的な原因があり、対処が可能です。シンプルに取り組めるやり方で、ダヴィニアのアイデアを試してみてください。たとえ小さな変化が週に1つでも、心の健康のコントロールを取り戻す、ポジティブな一歩となります。

かかりつけ医に相談して、検査を受けてみるのもいいでしょう。気分の落ち込みやうつの原因になっている健康上の問題に対処する助けになるかもしれません。

血液検査

- ホルモン：TSH、T4、甲状腺抗体、DHEA、コルチゾール、エストロゲン、プロゲステロン、FSH
- 全血球計算：貧血／B12／葉酸欠乏症、白血球分布
- 肝機能検査
- B12／葉酸／ホモシステイン（メチル化）
- ビタミンD（ステロイド・ホルモンの一種）
- 代謝（血糖値のコントロールとその影響［グルコース、インスリン、HbA1c］）

統合医療

- 消化器検査：総合便検査
- 有機酸検査：神経伝達物質の処理（重要な栄養素が関与）
- 主要ミネラルの状態

5
章

この激しい怒りは どこからやってくる？

Where Is This Rage Coming From?

本章で登場する主なホルモン

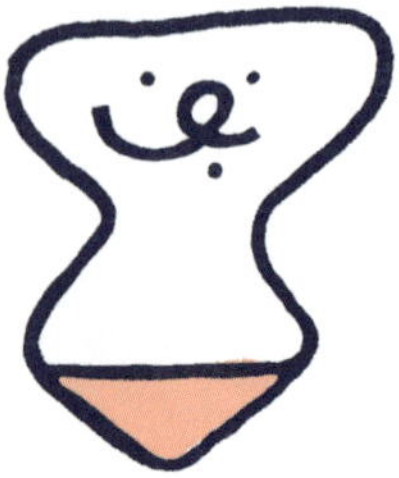

エストロゲン

Oestrogen

女性の生殖器系の発達や維持を助ける
「女性ホルモン」。機能不全になると、
気分障害を引き起こすことも。

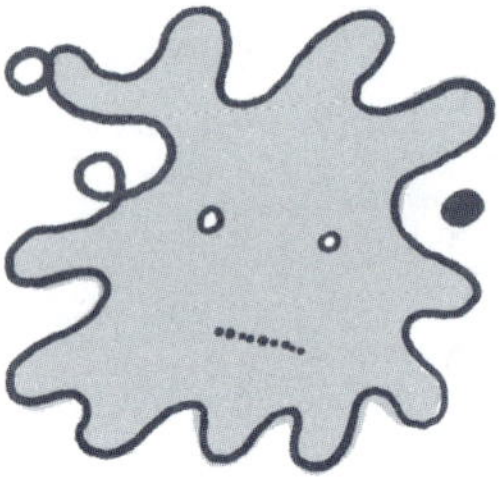

コルチゾール

Cortisol

1・3章にも登場した「ストレスホルモン」。
恐怖反応を突き動かし、
怒りにつながる。

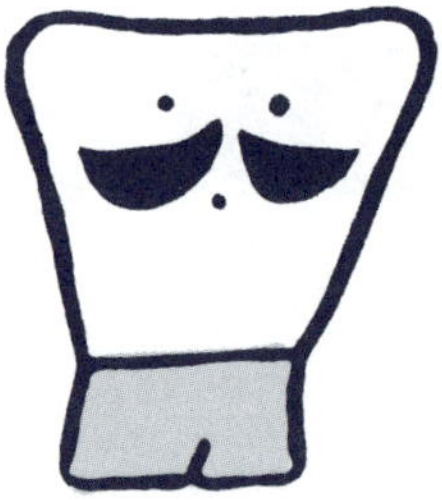

テストステロン

Testosterone

一般的に「男性ホルモン」と呼ばれる。
活力やリビドーを調節。
努力すると気分がよくなる。

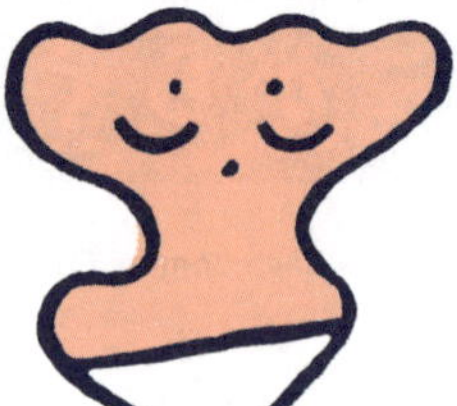

プロゲステロン

Progesterone

月経周期に重要な役割を果たす、もう１つの
「女性ホルモン」。落ち着きをもたらし、
イライラを緩和する。

なぜ怒りを抑えられないのか

怒りを適切に表現することは、非常に大切です。怒りをいつまでも持ち続けると、ストレスホルモンの値に悪影響を及ぼしかねません。ストレスがたまりすぎて、つい攻撃的になってしまうことは誰にでも経験があるのではないでしょうか。でも、怒りはストレスを感じている物事にきちんと対策を講じるべきときを教えてくれる、大切なサインでもあるのです。

ストレスが有害になるとき

ときには激しい怒りを避けられないこともあります。現代のようなせわしない社会をストレスなしで生きるなんて、とにかくムリなのです。そして多少のストレスなら問題ないのです。結局のところ、人間はストレスに対応するようにできていますから。数万年前、捕食動物に襲われそうになると、人はアドレナリンとコルチゾールを分泌したものでした。急いで逃げるのに力を貸してくれるホルモンだからです。しかし今や、こうしたホルモンが分泌されるのは、攻撃的な文面のメールを受け取ったり、クレジットカードの支払いに追い立てられたり、車の運転中に誰かに割り込まれたりしたときです。多くの人（普段はかなり穏やかな人でさえ）がすぐにキレてしまう「ロードレイジ（運転中の激しい怒り）」は、典型的な例です。

インスタグラムでフォロワーのみんなに、激しい怒りについて経験を聞かせてくれるようお願いしてわかったのは、人は現代の暮らしの中で、さまざまな怒りの引き金を引かれているということ。クリスティーナはこう言います。「私の場合、自分の子どもとテクノロジー。デバイスがきちんと動かないとか。（略）子どもたちのつまらない言い争いやけんか、口ごたえするとき、生意気なとき」。ローラはこう加えます。「私がムカつくのは、交通渋滞、隣人、くちゃくちゃ食べる音、パートナーのイビキ、歩くのが遅い人、〝お願いします〟や〝ありがとう〟が言えな

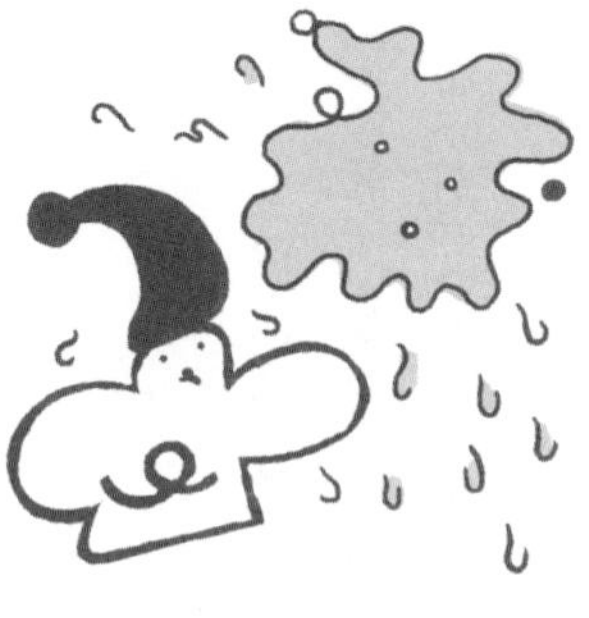

い人……数えきれないほどあります」

恐怖が怒りを引き起こす

こうした怒りは、いったいどこからくるのでしょう？　私は最近まで、怒りの原因が実は「恐怖」であるということに気づいていませんでした。怒りが沸いてくるとき、人はたいてい恐怖を感じています。ニーズが満たされず、そのせいで大惨事になるのではないかと思ってしまうのです。

ロードレイジの例に戻ると、相手のせいで自分の身に危険が差し迫っているかもしれないという恐怖を感じています。たとえば、運転しながら携帯電話をいじっている人を見かけた場合。脳はとっさに、「あのせいで私の命はどのくらいの危険にさらされるのだろう？」と無意識のうちに考え、すぐに警戒します。「あの車が突っ込んできて私たちは死んでしまう！」と、最悪の事態にまで想像がいたり、ストレスホルモンであるコルチゾールが増加します。パニックになってピリピリしたあの感覚はコルチゾールのせいであり、コルチゾールが体内に溢れすぎると、ものすごい恐怖を抱くのです。

怒りとは、脅威を感じたときに抱く正常な感情的反応です。とはいえ、21世紀の暮らしでは、コルチゾールが上昇するようなストレス要因がいくらでもあるため、物事はますます過酷になっています。ニュース、子ども、家族、金銭的なプレッシャー、仕事の心配、SNS。こうしたすべてがストレス反応を増幅させ、それが攻撃性に変わる可能性もあります。私は常に強い警戒モードになっており、自分にとって安全な空間(自宅でネットフリックスを見ているとき)でない限り、すぐにブチッとキレてしまいかねません。おかしな話ですが、歳を重ねるごとに悪化していることに気がつきました。もちろん、以前より賢明になったと思いたいですし、人からバカにされることも減りました。でも確実に、20代のときにしていたすべてを冷静にこなすことはできなくなりました。

当時の私にとって、旅行はワクワクして楽しいものでした。でも今では、旅やバカンスに行くと考えただけでも、ストレスでまいってしまいます。「眠れるかな?」「ホテルにネットフリックスあるかな？　そうすればリラックスして安心できるんだけど」「道路を渡るときに左右の確認を間違えて車にひかれたりしないかな？」と心配し始めてしまうのです。私にとって、もはや楽しめる状況ではありません。荷造りがヘタで忘れ物をするし、いっぱいいっぱいになって、愛犬のところやいつものルーティンに戻りたいと思ってしまいます。最近は飛行機に乗るたびに、口唇ヘルペスができます。間違いなく、カラダがストレスを受けている証拠です。

　これは、人が年齢を重ねるとホルモン値も変化して、それがストレスや怒り反応に大きな影響を及ぼすことが原因です。本章では、この点も詳しく見ていきます。月経周期のさまざまなタイミングで、状況はさらに悪化します。私のインスタグラムには、たくさんの女性がイライラした経験をシェアしてくれました。カレンはこう言います。「生理の10日前に、ものすごい怒りを感じます。（略）かなりよくあることなのは理解しています。お医者さんにもそう言われました。でも私の場合、自制できないくらいなのです！　理由もないのに夜中に目覚めて腹が立ち、朝も腹が立った状態で目覚めます。あまりにもひどいから会議をキャンセルしたこともあります」

「よくあること」や「標準的」だからといって、それは健康という意味ではありません。でも、なぜ怒りが沸き上がってくるのか原因がまったくわからないこともあり、そんなときはさらにひどい気分になります。

クレアは、「ときどき、理由もなく激しい怒りが沸いてきます。たいていはいっぱいいっぱいになって自分でコントロールできません」と話します。「そんなときは、我慢、がまん、がまん、ドカン……という感じで、中間がありません。（略）娘にキレてしまったときは、ものすごい罪悪感にさいなまれます」

最悪ですよね。「ホルモンの変化」＋「現代社会でのストレス要因」＝「怒り」であり、イコール「罪悪感」です。これに対して、何かしら打てる手はあるのでしょうか？うれしいことに、あります。人生では、誰もが常にストレスと隣り合わせで、もうこれ以上我慢できないというときがあるものです。もしあなたに、打たれ強さなど微塵も残っておらず、手に負えないくらいの激しい怒りとイライラが爆発してしまうのなら、そして激しい感情に対する理解やコントロールを求めているのなら、本章はまさにぴったりです。

激しい怒りに影響するホルモンたち

コルチゾール

これまでも本書でたくさん取り上げてきたコルチゾールは、私たちにモチベーションを与える主要なホルモンです。そして同時に、ストレスの背後にあるホルモンでもあります。コルチゾールが一番分泌されるのは、朝目覚めてから約30分後であり、私たちをベッドから動かしてくれるのはこのホルモンです。でも、恐怖反応を突き動かすのもコルチゾールであり、それがストレスや怒りへとつながります。

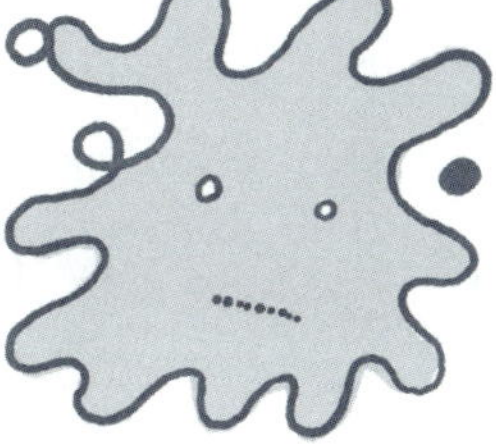

激しく多忙な現代人の暮らしは、コルチゾールを増やすような活動でいっぱいです。進化が追いつかないカラダの内分泌系は、本物の命の危機と、SNSでのイラっとする投稿とを区別できないからです。こうした慢性的なストレス要因のせいで、副腎か

ら常にコルチゾールが分泌されるようになり、炎症や血糖値の上昇、不安、消化不良、不眠、そして怒りにいたるまで、不快な影響が連鎖的に起こります。

エストロゲン

主要な「女性ホルモン」として知られ、女性の生殖器系の発達や維持を手助けしています。しかしエストロゲンが、骨の健康やコレステロールの調節、さらには気分など、多くの身体機能に重要な役割を果たしているということは、ほぼ知られていません。

すべての女性は生涯にわたりエストロゲンを生成しますが、どの種類のエストロゲンがつくられるかは時期によって変わります。これには主として次の3種類があります。

- **エストラジオール：生殖可能期間に卵巣で生成される主要な女性ホルモン**
- **エストリオール：妊娠中に胎盤でつくられるホルモン**
- **エストロン：副腎と脂肪組織でつくられる。閉経後の女性が自然につくり続ける唯一**

のエストロゲン

激しい怒りやイライラの原因がエストロゲン値の変動であることはよくあります。エストロゲンが気分に影響するホルモンの調節に欠かせないためです。更年期に入ると、多くの女性はエストロゲン値が自然と低くなります。だからといって、単に低エストロゲンに対処すればいいという話ではありません。エストロゲンが優勢になる「エストロゲン優位」もまた、激しい怒りや疲労の原因になりえるのです。

プロゲステロン

気分を落ち着ける手助けをしてくれる

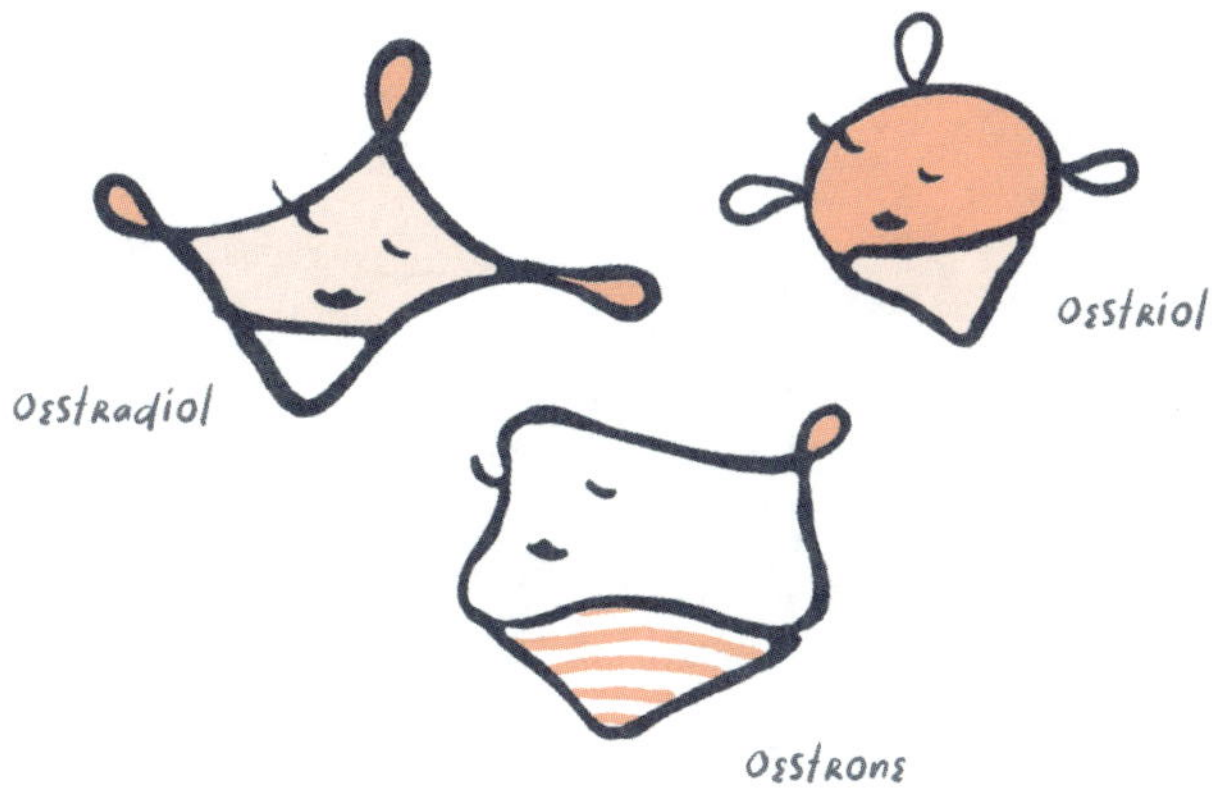

ホルモンです。プロゲステロンは、もう1つの主要な「女性ホルモン」で、毎月受精卵のために子宮を準備させるなど、月経周期に重要な役割を果たします。主に月経周期の後半に卵巣から分泌され、そのころプロゲステロン値は最高値に達し、おかげで落ち着いた気分になり、やさしさと心からの幸福感が育まれます。また、よく眠れるようになり、イライラや疲労を軽減してくれます。

その後、妊娠しなかった場合にはプロゲステロン値は月経周期の後半に低下し、PMS（月経前症候群）の症状が表れる可能性があります。プロゲステロン値がさらに減少する更年期に入ると、この症状はさらに顕著になります。プロゲステロン値が低いと、不安を感じたり睡眠が阻害されたりします。そうなると、激しい怒りにつながりかねません。

プロゲステロンは、エストロゲンと完全に一体となって作用します。お互いの相方であり、シーソーの動きのように働くのです。毎月の周期の間で、エストロゲンが上昇するとプロゲステロンは低下し、その逆のときもまた同じような動きをして、すべてがスムーズに動くようになっています。お互いのバランスが崩れたときに問題が生じるのです。

テストステロン

テストステロンは「男性ホルモン」だと、誰もが思っています。でも実は、女性の体内でも豊富にあるホルモンなのです。筋肉の構築、脂肪燃焼、強力な代謝や健全な性欲の維持（ドーパミンを増やすことでこれを行います）といった機能において、中心的な役割を担っていて、本当にとても重要なホルモンなのです。若い女性は、1日あたりエストロゲンの3～4倍のテストステロンをつくっています。つまりテストステロンは敵ではなく、女性を男性的にすることもありません。努力を気持ちいいものとして捉えさ

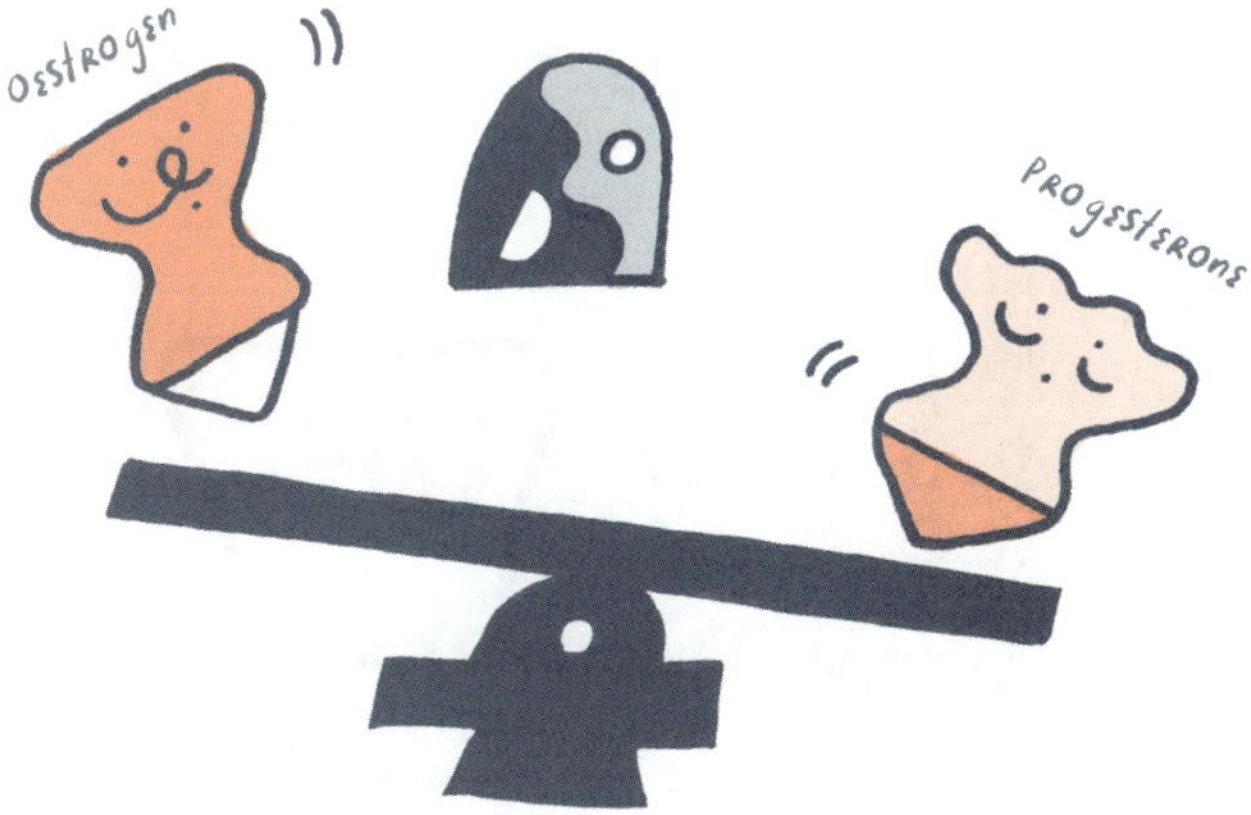

せ、ジムで筋トレしているときに、もう1回がんばる力を与えてくれます。

それなのに、私たちがテストステロンを男性だけのものとして扱うようになってしまったため、テストステロンは悪評を買うことになりました。若い男性たちがものすごく攻撃的になってけんかを始めると、テストステロンが女性にも関係があることを考えずに、「テストステロンの多さ」のせいにされることがよくあります。でも女性の場合でも、高いにせよ低いにせよテストステロン値が一定でない場合に悪影響を受けることがあります。多嚢胞《のうほう》性卵巣症候群（ＰＣＯＳ）や、にきびのような症状はどちらも、過剰なテストステロンとの関連が指摘されています。

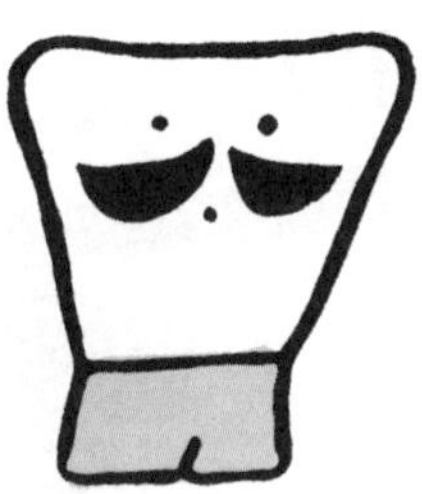

気分に関していえば、テストステロンは、本当に重要な役割を果たしています。過剰なコルチゾール（ストレスホルモン）とエストロゲンとの関わり方がその理由ですが、次で説明します。

甲状腺に関するひとくちメモ

甲状腺は首に位置し、カラダの活力レベルを調節する2つのホルモン、T4（チロキシン）とT3（トリヨードチロニン）を生成しています。チロキシンの生成が少なすぎる、または多すぎるときに起こる「甲状腺機能障害」は非常に一般的で、男性よりも女性に多く見られます。プロゲステロンの生成には健康的な甲状腺機能が必要ですが、エストロゲン優位になると、甲状腺がきちんと機能しなくなる可能性があります。

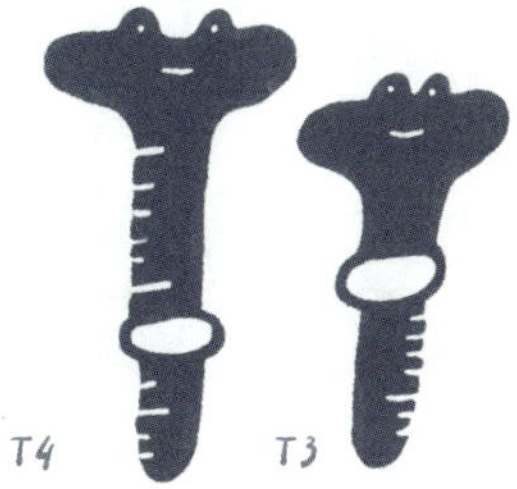

ホルモンが手を取り合って怒りに影響する

コルチゾール・スティール

人のカラダは、ほぼどのホルモンよりもコルチゾールを優先して生成します。それはそれでいいのですが、コルチゾールが過剰につくられるときには問題が生じます。コルチゾールは言ってみれば自分勝手な悪いヤツであり、コルチゾールをつくるために、落ち着きをもたらす愛おしいプロゲステロンを盗む《スティール》のです！

どういうことかというと、前述のとおり、プロゲステロンは主に卵巣でつくられます。ところが少量が、副腎（アドレナリンやコルチゾールがつくられるのと同じ場所）でもつくられます。プロゲステロンの前駆体はプレグネノロンですが、カラダはこれを使って、つまりほかのホルモンを犠牲にして、コルチゾールに変えてしまうのです。

信じられない話ですが、これは生命維持に必要な、進化的理由によるものです。コルチゾールは荒れ狂うクマから私たちを救ってくれるホルモンですから、カラダはコルチゾールの経路をなんとしてでも守ります。また、カラダは常にストレス状態にいると、つくるよりも速くコルチゾールを使ってしまいます。そのため、コルチゾールをつくる材料をほかで探し、プロゲステロンの前駆体であるプレグネノロンを真っ先に盗むのです。

それだけではありません。常にコルチゾール値が高いと、コルチゾールはプロゲステロン受容体と結合してプロゲステロンを阻害します。つまり、カラダがプ

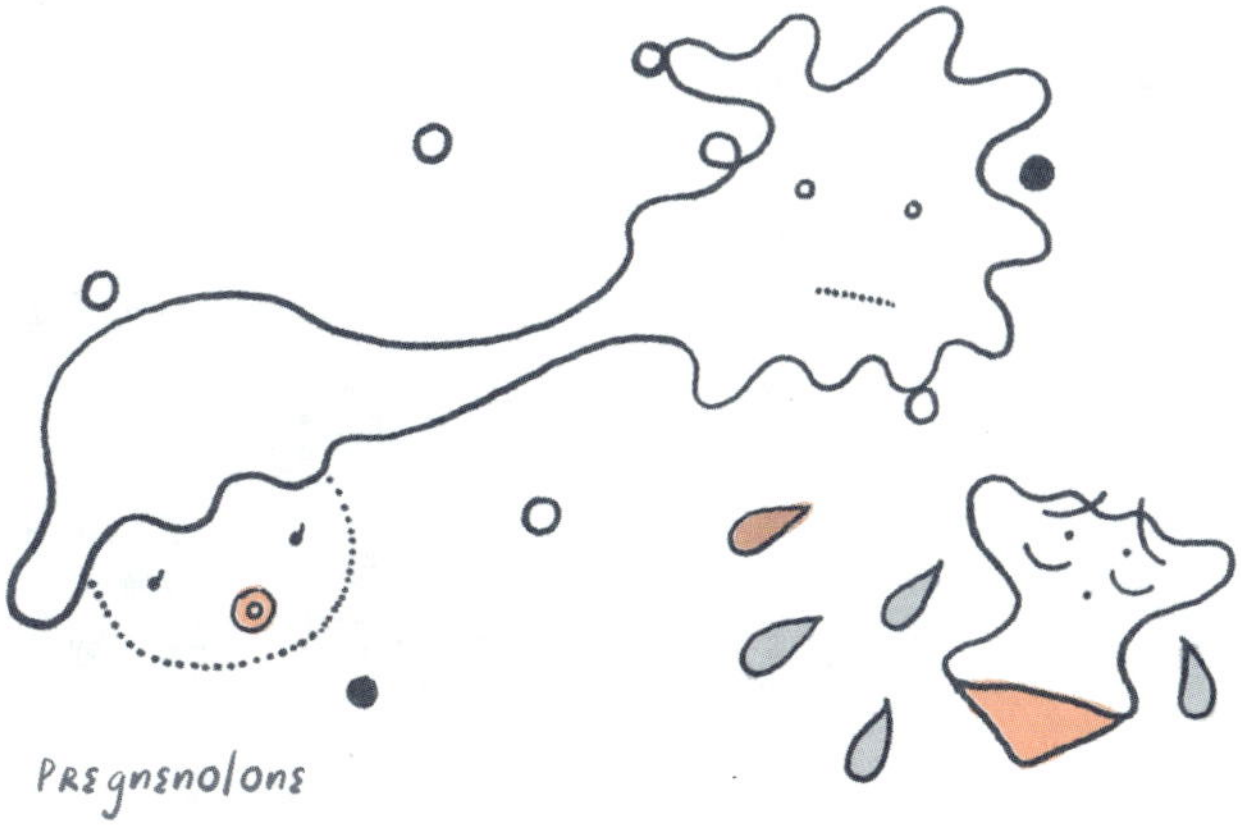

ロゲステロンをたくさんつくっても、使えないのです。そのため、ホルモン検査だけでは、実際に何が起こっているのかがわかりません。プロゲステロンは潤沢なのに、ストレスでいっぱいのコルチゾールのせいで受容体のスイッチがオフになっていたら、まったく使いものにならないのです。

コルチゾール・スティールが起こると、ストレスへの耐性は急速に落ち、最悪の気分になります。自分を落ち着けられず、不安で、とにかく何かに追い立てられた状態です。そうなると、怒りが爆発する可能性が高くなります。

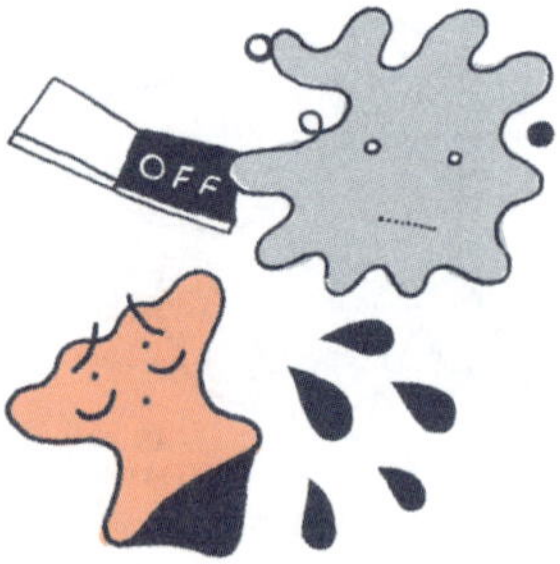

エストロゲンの激しいジェットコースター

エストロゲンの量は、気分を落ち着かせてくれる神経伝達物質すべてに影響します。

そしてそのバランスが崩れると、強烈な気分のムラに苦しむ可能性があります。30代を終えて更年期へと突入していく際に、非常によくあることです。ほんの数秒の間に0から100まで変わるくらい、感情の起伏が激しく予測不能で、多くの女性にとって、本当に正気を失うのではないかと感じてしまうほどつらいものです。

たいてい、これはエストロゲンの枯渇が原因です。エストロゲンの中でも特に、更年期前に生成されるエストラジオールは、カラダがどれだけセロトニンとＧＡＢＡをつくるかをコントロールしています。**エストラジオールがあまりにも少なすぎると、気分をよくしてくれるセロトニンとＧＡＢＡの生成量が減るのです。すると感情の混乱、気分の落ち込み、集中力の欠如など、天井知らずのストレス値につながります。**

逆にエストロゲン値が高い場合も同じくらい気分の面では有害で、「エストロゲン優位」として知られています。もしあなたがこの状態なら恐らく短気で、激しく怒っていたと思ったら次の瞬間にはメソメソ泣き、熟睡できず、体重が増え、疲れていて、重い生理やブレイン・フォグに悩まされているでしょう。

過剰なエストロゲンで怒りっぽくなる

多くの女性が攻撃的な感情に苦しむ原因は、ほかのホルモンと比べ過剰なエストロゲンが体内を駆け巡っているからです。過剰なエストロゲンはデトックスしなければなりません。必要な分だけ取っておき不要な分は流し出すという、「使うか手放す」という考え方です。すべてがうまくいっているとき、エストロゲンのデトックス経路は左記のステップを進みます（とんでもなく複雑な科学をかなりシンプルにしてあります）。

【エストロゲンのデトックス経路】

1. エストロゲンは、肝臓で3つの化学的段階にてデトックスされます

2. ここで特定のビタミン、ミネラル、タンパク質と結合します

3. 過剰なエストロゲンは、消化器官を経て排泄物として体外へ排出されます

とはいっても、エストロゲン優位の場合には、このような形での分解・デトックスがされません。使いものにならないエストロゲン代謝産物が体内に溢れかえり、そのせいで繊細なホルモンのバランスが崩れ、前述したエストロゲン優位の症状の一部、あるいはすべてへとつながります。

ありすぎて困るのはテストステロンよりエストロゲン

私が最近気づいて、非常におもしろいなと思ったのは、「激しい怒りを抱かせるのはテストステロンではなく、過剰なエストロゲンである」ということです。

長い間、テストステロンは男性的で攻撃的なホルモンで（テストステロンと聞くと、ジムにいる筋肉隆々の男性を想像し

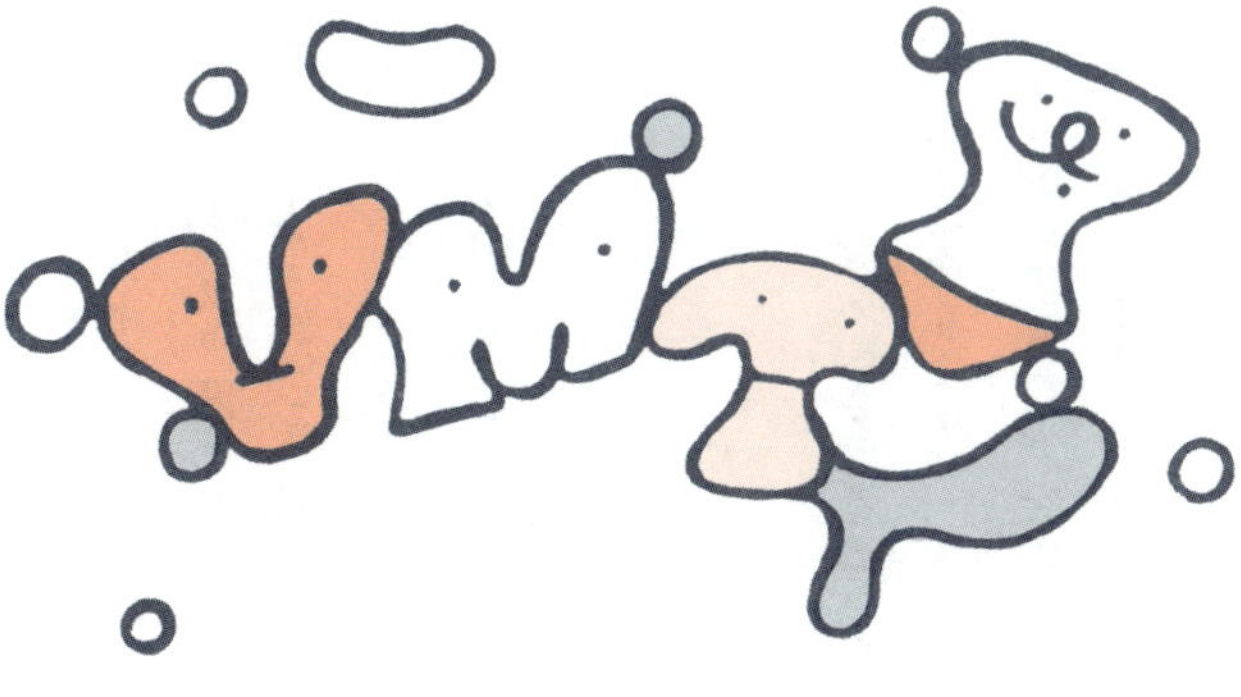

ますよね)、エストロゲンは「やわらかな」女性ホルモンだと考えられてきました。

しかし実際のところは、女性の気分を不安定にするのは、テストステロンがエストロゲンに変換されたものであり、それはすべて、高まったストレスと関係しています。慢性的にストレスを抱えた状態でコルチゾールが常に分泌されていると、アロマターゼと呼ばれる酵素の量が増えます。アロマターゼは、テストステロンをエストロゲンに変換するため、体内で多くのエストロゲンが暴れ、私たちの気分に悪影響を及ぼします。つまり、猟奇的で好戦的な気分にさせる破滅的な存在は、エストロゲンだったのです。

エストロゲン優位は、まさに悪夢。健全なテストステロンの量を激減させるのみならず、甲状腺機能を抑制し、私たちはそのせいで完全にヘトヘトになります。これは、過剰なエストロゲンのせいで、肝臓がチロキシン結合グロブリン(TBG)を大量に生成するためであり、カラダが使える甲状腺ホルモンの量が減ってしまうからです。

エストロゲン優位の原因

どのホルモンのバランスの乱れでも同じですが、「なぜか」というシンプルな理由が1つあるわけではありません。エストロゲン優位の背景には、左記のような複数の要素があります。

●肝機能の低下

肝臓がしっかり機能していないと、エストロゲンのデトックスはきちんと行われません。

●体重過多

エストロゲンをつくるのは脂肪細胞なので、体重が増えれば増えるほど、エストロゲンの生成が増えます。

●遺伝

残念ですが、カラダがそうできているから、という場合もあります（生活習慣の改善が役立つかもしれません)。

自分に合うハックの見つけ方

ホルモン補充療法(HRT)に腹を立てているわけではありませんが、エストロゲン(とその他の女性ホルモン)の管理に対する現在の医療的アプローチは、あまりにもシンプルすぎると思います。女性は、個々の症状を詳しく診てもらわないままに、「エストロゲン・ジェルを塗っておけば大丈夫!」とだけ言われることがあります。検査など不要だと考えている医師もいるようですが、検査もせずに何が必要かなんてどうしてわかるのでしょうか?

ホルモンに関するあらゆることと同じように、自分にとって何が効くかを知るには、平均的な数字や量に頼るのではなく、試行錯誤することです。そのためみなさんは、**自分がどう感じるか、一番怒りを感じるのはいつなのかに注意を払い、何が引き金になるのか、1日または1カ月のどのタイミングで起こるのか、その前に何があったか**

などすべてを書き留めてみてください。 大変な作業ではありますが、100%正確に判断できる科学的技術はまだ存在しないため、効果的な行動を見極めるには自力で記録をつけていくことが近道です。

エストロゲン値が低すぎるか高すぎるかによらず、自分のためにまずできることは、デトックス経路が最大の力を発揮できるようにすることです。エストロゲンのパッチやジェルに手を出す前に、ホルモンをうまくハックすることで自然とエストロゲンのバランスを取り戻すことができます。エストロゲンのバランスの乱れのせいで気性が荒ぶることに悩まされている人は少なくありません。でも、気分よくイキイキと活動できるようになるために、できることはたくさんあります。

シンプルな算数でエストロゲンのデトックス

エストロゲンのデトックスを促すためにできる、非常にシンプルな方法がいくつかあります。特定のものを排除し、別のものを取り入れるという組み合わせで行います。これを足してあれを引く、というシンプルな算数の方程式と考えるといいでしょう。まずは、引き算から見ていきましょう。

エストロゲンのデトックスを促すために「引く」もの

⊖ グルテン

グルテンはホルモンかく乱物質[※38]として知られており、エストロゲンとプロゲステロンの量に影響する可能性があります。グルテンに敏感な人は、消化管が炎症を起こし、そのせいでコルチゾールが増加し、これにより、気分を落ち着かせてくれる鎮静作用のあるすべてのホルモンが損なわれてしまいます。また、体質に合わない人がグ

※38 https://www.glutenfreesociety.org/gluten-sensitivity-hormones-and-vitamins/

周期不順　怒り　不安　混乱　過食　不眠

ルテンを食べると、必要な栄養をカラダがまったく吸収できなくなってしまいます[※39]。さらに、エストロゲンが腸を通過するのに時間がかかるようになるため、過剰なエストロゲンが体内に長くとどまることになります[※40]。

自分がグルテン過敏症かどうかわからないかもしれませんが、まずは2週間ほどグルテンをやめて、気分に何らかの影響があるかを見てみる価値はあるでしょう。「グルテンフリーなんてつらそう」と思うのもわかります。パンが大好きな人ならなおさらですが、最近はグルテンフリーの代替食品もたくさんあります（ただし、砂糖や植物油、菜種油が添加されていないか、ラベルを確認してください）。プラスして、左記の穀物はどれも、もとからグルテンを含みません。

【グルテンを含まない穀物】

- **米**
- **ソバの実**
- **キヌア**
- **トウモロコシ**
- **オーツ麦**
- **テフ**

※39　https://medium.com/thrive-global/how-gluten-affects-digestion-and-hormone-balance-for-women-over-40-5a4cecc3ac61

※40　https://floliving.com/blog/gluten-and-hormones-is-this-a-problem-for-you

アルコール飲料

興ざめするようなことを言って申し訳ないですが、アルコールはエストロゲンにとって利点がありません。その理由は、アルコールは肝臓が代謝しなければならない毒素だからです。アルコールを飲むと肝臓に余計な負荷をかけ、エストロゲンをデトックスする能力に悪影響が及びます。そのため、より多くのエストロゲンが体内に流れることになるのです。

1日にたった1杯のアルコール飲料でさえ、エストロゲン量が増加することが示されており、さらに乳がんとアルコール消費の間には、明確な関連性が示されています[※41]。アルコールをすっぱりやめられない、またはやめたくない場合、それも理解できます。飲むのは週末だけにして、平日の夜はアルコールなしで過ごすようにしましょう。

私はアルコールを一切飲まないので、夜にお出かけする際は、気楽におしゃべりしやすくするために、外出前にヌートロピックのエナジードリンクとL－テアニンを飲み、出先ではワインの代わりにコンブチャを飲んで過ごします。

※41 https://remede.com.au/signs-of-oestrogen-dominance-and-how-to-change-it/

エストロゲンのデトックスを促すために「足す」もの

＋良質な食物繊維

食物繊維が豊富な食生活は、健全なエストロゲンのデトックスに極めて重要です。その理由は、食物繊維が腸を通過するエストロゲン量を増やしてくれるためです。あなたがもし便秘をしていて、主にジャンクな加工食品ばかり食べているのなら、カラダは健康的なエストロゲン値を維持できていない状態でしょう。

食物繊維の摂取量を自然と増やすために、左記を試してみてください。とはいえ、慣れていない人は特に、食物繊維を摂りすぎるとお腹が張ることもあるため、最初はほどほどにしましょう。

【食物繊維を摂れる自然な食品】

- **豆類：レンズ豆、ウズラ豆、赤インゲン豆（キドニービーンズ）、黒インゲン豆（ブラックビーンズ）**
- **果物：りんご、洋梨（皮つきのまま）、キウイフルーツ**

・野菜：にんじん、ブロッコリー、カリフラワー、クレソン、その他アブラナ科の野菜
・種実類：亜麻仁、ひまわりの種、クルミ
・穀類：オーガニックのボーンブロスで炊いた白米、キヌア

⊕ターメリック（ウコン）

強力なスーパースパイスで、エストロゲンのネガティブな影響に対抗してくれるうえ、抗炎症作用もあります。**少量の水に混ぜ入れ、「ターメリック・ショット」として朝に飲むか、ランチで食べているものに少し振りかけてもいいでしょう。**吸収を高めるために、黒コショウを使うのをお忘れなく。

⊕DIM（ジインドリルメタン）

すばらしい化合物であるＤＩＭ。エストロゲン値のバランスを取り戻すだけでなく、迷惑な酵素「アロマターゼ」の作用も止めてくれます。前述のとおり、アロマターゼはテストステロンをエストロゲンに変換する酵素で、その影響を受けると激しい怒りを抱く可能性もあります。サプリメントで1日の摂取量は200㎎がおすすめです。

⊕ フィトエストロゲン

フィトエストロゲンは自然にできる植物性化合物で、エストロゲンのバランスを取り戻すのに非常に有益です。また、ホットフラッシュなど更年期症状の緩和も期待できることが示されています。

【自然のフィトエストロゲンを含む主な食べ物】

- **発酵大豆（通常の大豆は農薬を大量に使用しているため、オーガニックのものを選びましょう）**
- **亜麻仁、チアシード、ごま**
- **レンズ豆、ひよこ豆、黒インゲン豆**
- **にんじんやアブラナ科の野菜**

⊕ 汗をかこう

汗をかくことは、エストロゲンのデトックス促進にぴったりです。運動にせよサウナにせよ方法は何であれ、発汗は毒素による肝臓への負担を軽減したりエストロゲンのデトックスを支援したりする、すばらしいツールです。要は、有害なエストロゲンの代謝産物を、体内にとどめておく代わりに皮膚から外に排出するのです。

ここまでの章で、あらゆる問題に対して冷水がいかに有効かということを説明してきました。私自身、汗をかくアクティビティと冷水を組み合わせるのが大好きです。体温を上げたり下げたりして、体内から洗い流すのです。ほぼ毎晩、家庭用のサウナに入ってから冷水シャワーを浴びています。これがデトックス経路のサポートになるうえ、眠気を誘うので寝る準備が整います。

さて、今度はあなたの番です。自分なりのエストロゲンのデトックス方程式を考えてみてください。すべてを一気に行うのではなく、足すものを1つ、引くものを1つ、それぞれ選びましょう。選んだら、次のページのように記入します。

周期不順　怒り　不安　混乱　過食　不眠

私のエストロゲン・デトックス方程式

私

＋

ー

＝バランスの取れたエストロゲン

コルチゾールの急増を止める6ステップ

これまで見てきたとおり、コルチゾールもできるだけ調節することが非常に重要です。第一にストレスのバランスを取るため、第二に気分のバランスを保ってくれるほかの大切な化学物質をコルチゾールが盗《スティール》むのを防ぐためです。本書では、ほかのページでもコルチゾールのバランスを取るためのアドバイスをたくさんしていますが、改めてお伝えしたいハイライトをいくつか左記に記します。

①L－テアニンを摂取しよう

このサプリメントについては、すでにかなり説明しましたが（P68参照）、まだまだ続きます！　L－テアニンには、ストレス反応を弱めるアミノ酸（緑茶に自然に入っています）が含まれているため、コルチゾールの急増を止めるのにぴったりなサプリメントです。

私は、コーヒーと一緒にL－テアニンをたっぷり摂っています。これは私にとって、理想的な応急処置なのです。以前はカフェインを飲むとイヤな刺激を感じていたのですが、L－テアニンを入れると、それがない状態で、冷静で落ち着いたエネルギーを感じることができます。個人的には、日々の生活、とりわけ子どもたちを学校に送り出すバタバタした朝を乗り切るために、カフェインが必要です。荷物をすべてまとめて滝の横にテントを立てて暮らすなどという生き方はできないので、ストレスレベルをコントロールするために手助けがほしいのです。それが、L－テアニンです。

②カラダを温めよう

体温を変化させることは、ホルモンのバランスを取るのに効果があると証明されており、日課として実践している人は今や数百万人に上ります。ストレス反応のコントロールに関しては、「熱は友達」なのです。80～100度のサウナ※42か熱いお風呂で6～12分間過ごし、そのあとにさっと冷水を浴びることでコルチゾール値が下がるほか、エストロゲンのデトックス効果もあります。

③光を追いかけよう

ホルモンのバランスを取るためには光がいかに大切で、さらにコルチゾールの分泌

※42　https://journals.sagepub.com/doi/10.1177/15579883211008339

を促すには、早朝にたっぷりと光を浴びることがいかに重要であるかという点については、すでに長々と説明しました（P51参照）。とても興味深いのは、1年のどの時期かによって、コルチゾールが光から受ける影響が変わる可能性があるということです。

日が長い夏といえば、たいていリラックスしてのんびりした感覚を連想しますよね？ そしてその理由は、ホルモンにあるのです。夏は早朝の日差しと昼間の長さ（日照時間の長さ）のおかげで、最適なタイミングである朝にコルチゾールの反応がよくなります。コルチゾール値は朝から自然と上昇し、その後は1日を通じて光の効果により低くなっていきます[※43]。そのため夏季は攻撃性が抑えられることが証明されています。それはビーチのバーでドリンクを飲んでハッピーだからではなく、内分泌系に対して自然光が持つ魔法のような性質が働きかけるからなのです。

冬の間は、暗いうえに屋内に身を潜めがちになるため、自然な「起床時コルチゾール反応」（ＣＡＲ）が始まるのに時間がかかります。そのため、目覚めたあとに活力がなかなか出ないばかりでなく、望んでもないのに終日ずっとコルチゾールが上がっ

※43 https://www.ncbi.nlm.nih.gov/pmc/articles/PMC3686562/

た状態になりがちです。光の不足はまた、ホルモン生成に必要不可欠なビタミンDの量にも影響します。

ということで、**もし暗くて曇っていてみじめな気分だったら、赤色ライトが本当に役立ちます。**暗い朝にライトを使えば、コルチゾールが必要なタイミングでその量を引き上げ、そして必要でないときには下げることができます。

④アシュワガンダを飲もう

アシュワガンダはすばらしいアダプトゲンで、実際にコルチゾール値を低下させることが多くの研究で示されています[※44]。そして光が弱い環境（北半球では1年のほとんどの時期、ほとんどの人が当てはまります）において、非常に有益です。さらに、睡眠の改善にも役立ちます。カプセルのほか、飲み物に溶かすパウダーの形状もありますが、非常に苦いので、私ならカプセルを選びます。アンヘドニア（無感動）を引き起こす可能性があるため、使い始めたら、自分の感情に意識を向けるようにしましょう。

※44 https://www.healthline.com/nutrition/ashwagandha#1.-May-help-reduce-stress-and-anxiety

⑤思い切り泣こう！

あなたはもしかしたら、怒りを抑えるよう育てられたかもしれません。でもそれは、健康面では災難といえます。怒りの感情を表現しないと、血圧の上昇、不眠症、不安、うつのほか、依存症のリスクが高まることが示されています。激しい怒りを感じているときに体内を駆け巡っている過剰なコルチゾールとアドレナリンを排除しないと、それらはカラダにいつまでも残り続け、体調を崩してしまいます。常に人当たりよく落ち着いて、穏やかでいることは社会的には好ましいかもしれませんが、ホルモンにとってはよくありません。

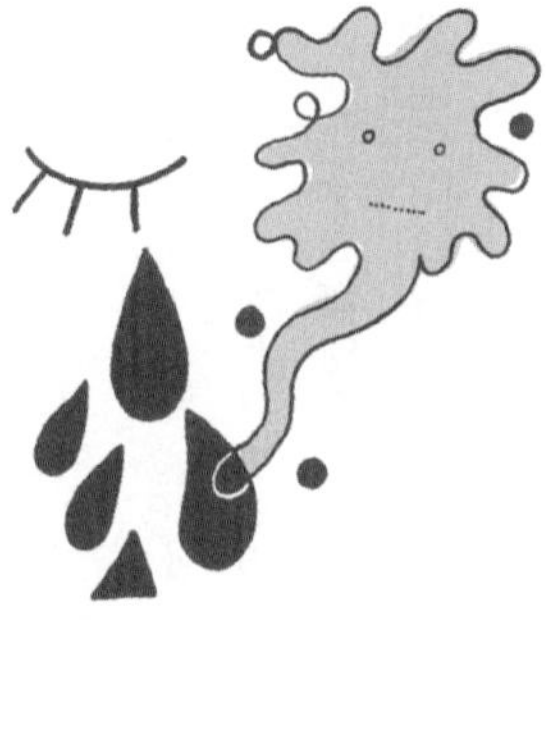

ならば代わりに、思い切り泣きましょう。実は涙はコルチゾールを含んでいるので、カラダから排出するのに役立ちます。うれし泣きにせよ、ストレスや悲しみの涙にせよ、すべてコルチゾールとアドレナリンが含まれているため、流せば落ち着くし気分がよくなるのです。なので、泣きたかったら、泣ける映画でも見ながら思い切り涙を

流してすべて出し切ってしまいましょう。

⑥根本原因へ立ち返ろう

コルチゾール反応によるストレスや怒りは実のところ、根っこでは単なる恐怖反応です。ですから、その根本原因を書き出してみましょう。ただし、最初に頭に浮かんだことだけを書くのではなく、書き続けてください。まず、引き金になった出来事を見つけ、なぜ恐怖反応を起こし、深刻な影響を受けるのかを自問してみます。根本原因にたどり着くまで、一つひとつ進めていきましょう。

たとえば私は朝一番に、靴が片方見つからないせいで子どもたちに向かって腹を立てるかもしれません。でも実際のところ、私は見つからない靴について怒っていたり、恐怖を感じていたりするわけではありません。根本原因にたどり着くように自分の反応を一つひとつ見ていくとしたら、実際はこうです。

靴が片方見つからない↓子どもが学校に遅刻する↓授業を受けられない↓試験に落ちてしまう↓将来、就職できず自活できなくなる。たしかに、些細なことを大げさに考えすぎています。でも無意識ではありますが、ほとんどの人がカッとなったときにこれをしているのです。

私たちがカッとなって怒るとき、たいていその怒りは愛情からきています。つまり、愛情が誤って恐怖反応に包まれてしまったのです。そのため、怒りの根本原因を突き止めるだけでなく、それを愛する人たちにも説明することも大切です。たとえば、子どもたちに「怒ったりしてごねんね。230年後に何か悪いことが起こるんじゃないかって、ママは心配しちゃうの！　そうすると脳がこんな反応しちゃうんだよ」と伝えるのです。大切なのは素直になること。カッとするのを抑え、バランスをすばやく取り戻すのに役立ちます。

では、本章で最後の課題です。コルチゾールのバランスを取り戻すための、あなた自身の方程式をつくります。6つの中から2つ試して、どう感じるかを観察してみましょう。今から取り組むものを、次のページの式に書き込みます。

コルチゾールのバランスを取り戻すための方程式

……………… ＋ ………………

× 2週間

＝ ………………

Column

5

激しい怒りについてかかりつけ医に相談するには

HOW TO TALK TO YOUR DOCTOR ABOUT RAGE

ストレスそのもの、そしてストレスだと自分が感じるものは、カラダのエンジンの回転数を上げてしまいます。そしてエンジンの回転数が上がれば上がるほど、ストレス対処の効率は悪くなります。ストレスを慢性的に受けていると、柔軟な回復力《レジリエンス》が低下し、それが不安、あるいは頭痛や胸の痛みといった身体的な症状として表れるかもしれません。

ストレス下にいるとき、自分の判断力が落ちているのに気づくこともあるでしょう。その判断力の低下は、人間関係、キャリア、さらには人生のあらゆる側面に影響しかねません。また、ストレス値の高さは、若年での慢性病の発症や早死にとの関連が指摘されています。

カッとなるような激しい怒りを経験したときは、自分を責めるより、ストレスをコントロールするために助けが必要だと伝える深刻な合図として、受け止めることをおすすめします。イライラ、激しい怒り、キレやすさは、その人の短所というより、症状なのです。

次に挙げる症状のいずれかを経験しているなら、かかりつけ医に相談することをおすすめします。そして、ほかの人がこうした症状を見せたときも気をつけてください。自分で自分のストレス反応に気づくのはなかなか難しいものです。ストレスはたいてい時間をかけて徐々に高まっていき、それが普通のことのように感じ始めます。しかし、もし自分のパートナーや友達、同僚が目に見えて短気になったなら、誰もが気づくものです。

ストレスに対するカラダのレジリエンスが低くなりすぎているときの兆候

- カッとなりやすい
- 暴力をふるいたいという衝動
- 動悸
- 手がベタつく
- 頭痛
- 胸の痛み
- イヤな考えが繰り返し浮かぶ
- 見当違いの怒り
- 落ち着きのなさ／動揺
- 内なる声が、特定の行動を取るよう命令してくる
- 強い疑念や被害妄想
- カッとなりすぎていると人から言われる
- 激しい怒りのせいで誰かを傷つけるリスクがあり、コントロールできないと感じる

自分の激しい怒りが心配なら、評価基準としてかかりつけ医が使える、認知行動療法や会話療法といったツールがあります。こうした療法は、ストレス要因との関係性を捉え直す手助けとなり、一生涯にわたって活用できるスキルを教えてくれます。

かかりつけ医から得られるサポート

- 思考の悪循環をより理解し、早い段階で食い止めるための行動変容サポート
- グループ療法
- 人間関係カウンセリング

医療検査

怒りの症状をもっと詳しく調べたい場合は、2章の医療検査(P170)を参照してください。こうしたテストの多くは、身体的な原因を特定し、取り除く手助けとなります。

6

章

私のホルモン周期、どうなってるの？

What Is Happening With My Hormonal Cycle?

本章で登場する主なホルモン

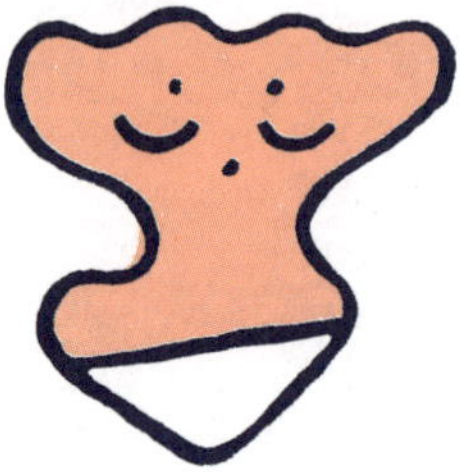

⊕ プロゲステロン
Progesterone

5章にも登場した、もう1つの
「女性ホルモン」。妊娠に向けて
準備を整え、月経周期を安定させる。

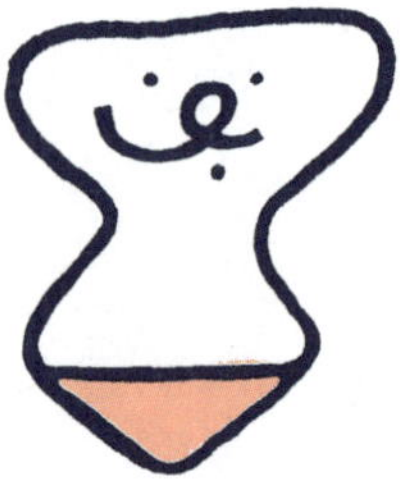

⊕ エストロゲン
Oestrogen

5章にも登場した「女性ホルモン」。
月経周期など生殖器系を
コントロールする。

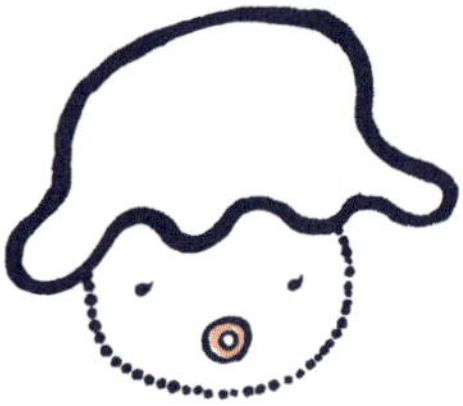

⊕ プレグネノロン
Pregnenolone

ホルモンに変化する前の
「ホルモン前駆体」。
値が低いと更年期を示唆する可能性も。

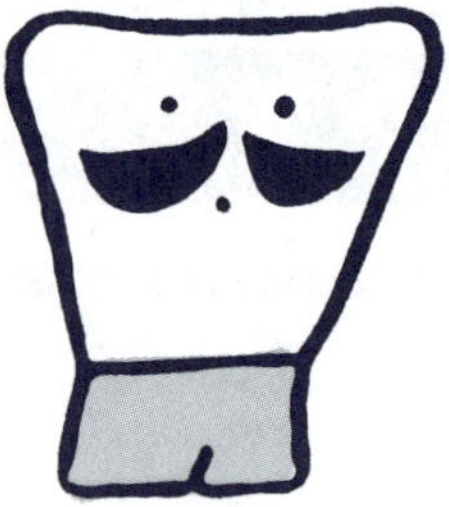

⊕ テストステロン
Testosterone

5章にも登場した、
女性にとっても重要な「男性ホルモン」。
エネルギーと性衝動を調節。

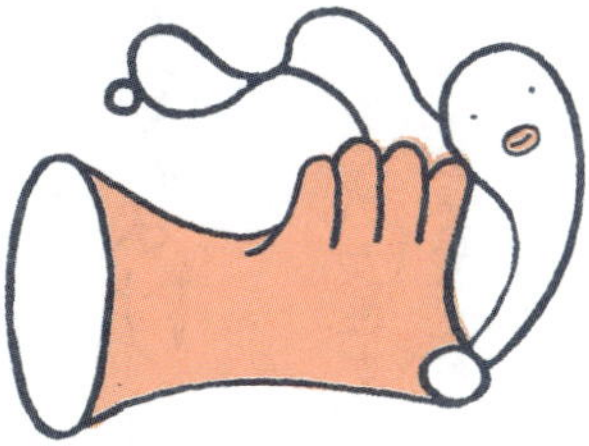

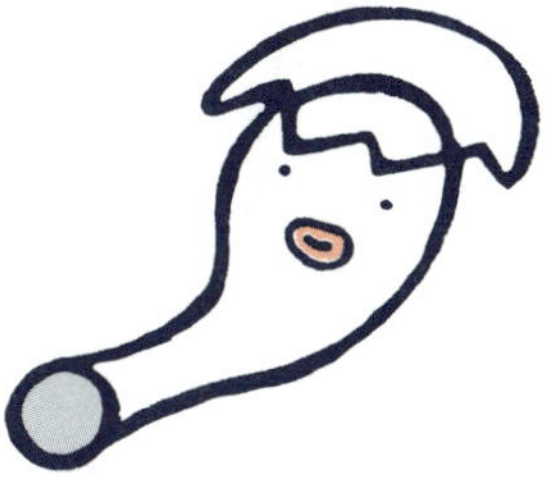

黄体形成ホルモン(LH)

Luteinising hormone

プロゲステロンの分泌を
促進するホルモン。成熟した卵子が
卵巣から排出されるよう促す。

卵胞刺激ホルモン(FSH)

Follicle stimulating hormone

卵巣を刺激して
エストロゲンを分泌させるホルモン。
卵巣内で卵子を成熟させる。

甲状腺ホルモン

Thyroid hormone

喉元にある甲状腺で生まれ、
月経周期を調節しているホルモン。

生理にまつわる「恥」を捨てなければいけない

私は多くの女性が、毎月自分のカラダで生化学的に何が起きているのかについて、まったく教えてもらってこなかったと強く感じます。そしてその原因のほとんどが、生理にまつわる強い「恥」の感覚です。おかしいと思いませんか。女性の月経は、太古から存在しており、人類という種の存続に欠かせません。女性が毎月出血しなければ人類は存在しない、そのくらいシンプルな話です。でも数百年もの間、生理は「タブー」な話題となっており、私たちは生理についてコソコソ話すよう育てられ、自分自身のカラダについて理解するのにじゅうぶんな情報を与えられませんでした。

学校で生理について教えられたときには、どんなホルモンが関係するとか、生理は実際のところ何のためにあるのかという話はされませんでした。そして「リアルな」情報を教えてくれるのは学校ではなく、いつも誰かのお姉さんでした。でも当然ながらそのお姉さんも、エストロゲンとかプロゲステロンの量のことや、カラダに何が起こっているのかについては、わかるわけがありません。

自分から質問するなんてとうていムリに思えたし、質問するよう促されるようなこともありませんでした。生理は完全に秘密にされ、ものすごい恥なのだという感覚が何世代もの女性の間に受け継がれてきたのです。

周期が変わり始めたとき

私は30代後半になると、ＰＭＳの症状がかなり悪化したのに気づきました。より激しい怒りを経験するようになり、自信は急降下し、頭の中のひとり言は極めてネガティブなものになりました。悲観的な考えと恐怖で頭がいっぱいになり、自分の子どもに何か恐ろしいことが起こるに違いないと思い込んでいました。でも、こうした激しい落ち込みと自己不信にすっかり飲み込まれてしまった1週間後には、たちまちすばらしい気分になったものでした。ポジティブで活気に満ち溢れ、子どもたちにも満足して、息子がじょうずに靴紐を結べるようになったことに大喜びでした。

週ごとに感覚が完全にシフトするさまは、驚くほどでした。同じ人生で、同じ生活水準、同じ責任を背負っているのに、まったく異なる感覚なのです。気分の変化は自分でもショックでしたが、うつ病ではなく、月経周期に関係するものであることはわかっていました。月々の周期によって気分が満ちたり引いたりしていたからです。

いろいろな意味で、この経験をして、そしてきちんと気づけてよかったです。おかげで、バイオハックの道を歩むきっかけとなったのですから。ホルモンの面でいったい自分に何が起こっているのかということや、自分は更年期なのかどうかを知りたいという思いでいっぱいになり、自分のホルモンについて知るために手当たり次第に調べたり本を読んだりして、その知識から、自分のカラダの周期について理解が深まりました。

この知識がパワーであることは、どれだけ強調しても足りないくらいです。かつてほどひどくはないものの、今でも気分が落ち込むことはありますが、「一時的なものだ」とわかっているので気になりません。自己嫌悪が襲ってきたら（たいていは生理の1〜3日目)、エストロゲンとプロゲステロンの量が下がったからであって、なにも私がビジネスウーマンとして無能だからだとか、友達やママとして最低だからではないと理解しています。この内なる知識があるため、自分に対して多少つらく当たることも許してあげられます。気分の落ち込みと先延ばし癖は72時間ほど続くことがわかっているので耐えられるし、もっと言えばハックだってできるのです。

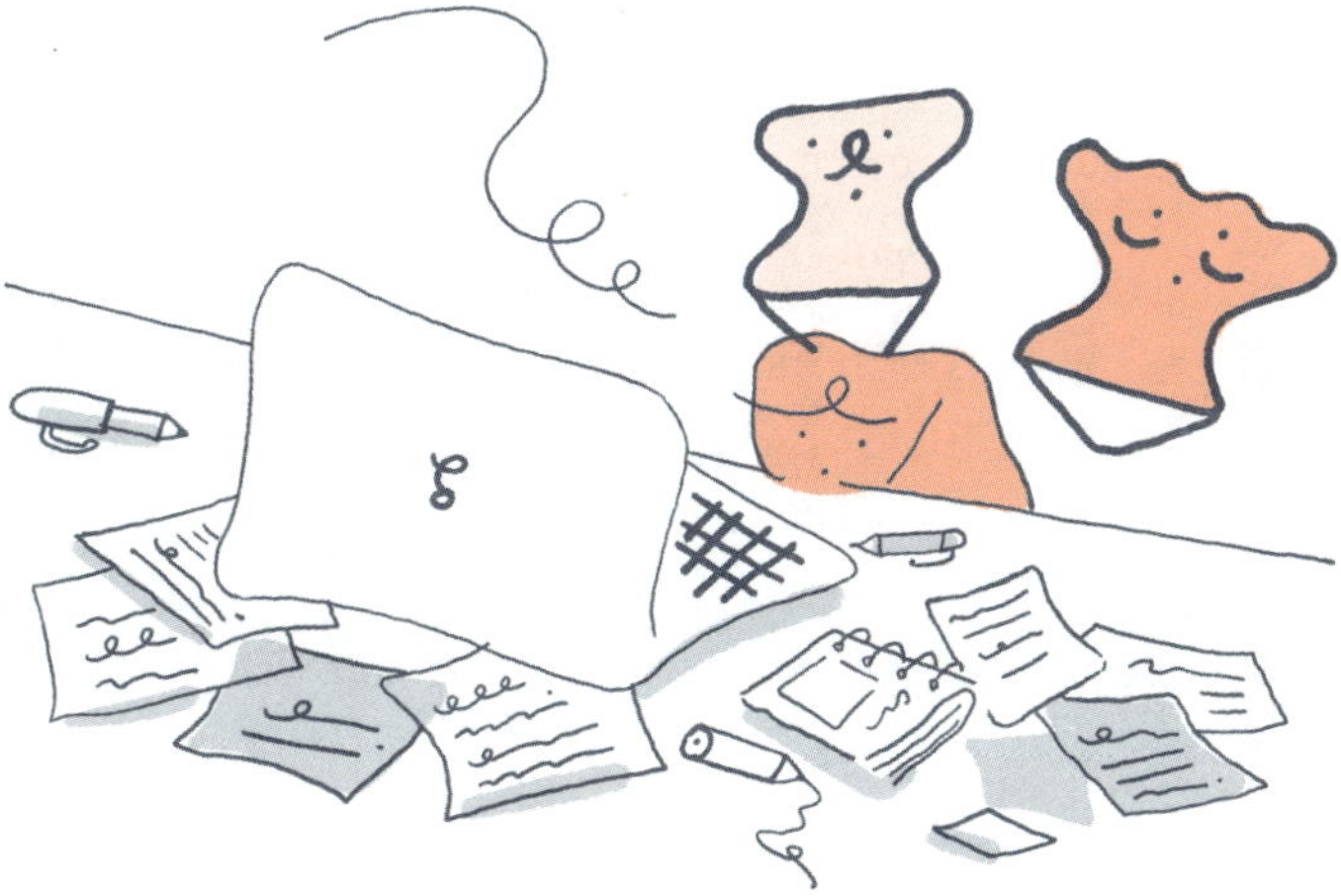

月経周期のハックがカラダにいいわけ

ありがたいことに多くの女性が、月経周期からどのような影響を受けているかという経験をシェアする時代になってきました。そのため、激しい怒り、食欲、集中力、気分……それどころか人生のほぼすべての面について悩んでいるのは、自分だけではないことがわかります。インスタグラムで、クレアはこんなコメントをくれました。「自分の生理がいつ来るのかは、必ずわかります。というのも、見境がないほど怒れる人になってしまうから。このときは、すべてにイライラします」。私の友達のジェニーは、生理がそろそろ来るというときにバッジまでつけています。そうすれば、ジェニーがなぜひどいふるまいをするのか、家族みんながわかるからです。

あなたには、月経周期についての知識をつけてもらいたいと思います。そうすれば、あなたが生殖能力の高い20代であれ、更年期の40代であれ、生理をうまく舵取りして対処できるからです。月経周期で何が起きているのか、なぜ強烈なPMSや月経不順、激しい食欲、活力の枯渇になるのか、そしてそれに対して何ができるのかを理解

することは、極めて重要です。ただ、起こっていることを解明するのは、とても難しくもあります。というのも、ブレイン・フォグ、気分の落ち込み、激しい食欲といった月経周期に伴う症状の多くは、ほかの健康上の問題とも重なるうえ、もしピルのようなホルモン剤を飲んでいる場合には、本当の症状を覆い隠してしまう可能性があるからです。

でも、本書で私たちはこれから、複雑なホルモンのもつれを紐解き、月経周期に抗うのではなく協調する方法を学ぶために、ベストを尽くします。人生は続くので、そこに順応する必要があるのです。残念ながら、活力が最低レベルにまで落ちてしまっても、必ずしも仕事を休めるわけではありません。

代わりに、ホルモンに関する知識を身につけると、いつ最悪の気分になるかや、いつ元気がなくなるかがわかるようになるし、それでいいと思えるようになります。慢性的にホルモンが急降下しないですむよう、ホルモンの変動を平らにする方法や、ホルモンを前向きにハックする方法を身につけましょう。自分の周期の間に何が起きているかを知ることで、可能な限り最善な方法で人生を楽観視できるようになるのです。

検査は必ずしも答えにならない

本書で繰り返し述べているように、ホルモン検査は必ずしも最善の解決策ではありません。辞書がつくれるくらいたくさんの症状を抱えていても、血液検査をしたらすべて「標準値《ノーマル》」だと言われることもありえます。繰り返しますが、「標準値」＝「健康」という意味ではないということを覚えておくのが大切です。標準値とは単に、「もっとも一般的」という意味であり、下から上まではかなり大きな幅があるのです。

ですから、ＰＭＳのつらい症状や月経不順、激しい気分のムラについてかかりつけ医に相談に行ったのに、血液検査の結果が「標準値」だったとしても落胆しないでください。検査ですべてがわかるわけではなく、繊細なホルモン値となればなおさらです。月経周期が乱れているように思うなら、自力でできることはたくさんあります。

月経周期に影響するホルモン

エストロゲン

主要な「女性ホルモン」の1つです。これまでの章ですでに、エストロゲンがあらゆる面でいかに重要であるかを取り上げました。エストロゲンは、思春期に生殖器系を発達させ、月経周期の調節もします。卵巣でつくられ、月経のあとに毎月、子宮内膜を再び厚くして排卵時にピークとなるように働きかけます。

5章でもご紹介したようにカラダがつくるエストロゲンには主に3種類あります。ざっと復習すると、

- **エストラジオール：生殖可能期間に卵巣で生成される主要な女性ホルモン**
- **エストリオール：妊娠中に胎盤でつくられるホルモン**

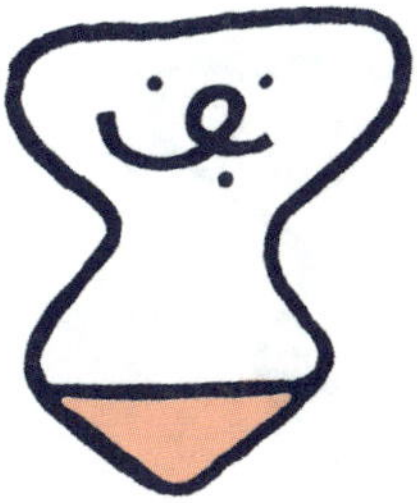

・エストロン：副腎と脂肪組織でつくられる。閉経後の女性が自然につくり続ける唯一のエストロゲン

エストロゲン値のバランスが崩れると、恐ろしい症状をたくさん引き起こしたり、月経周期が乱れたりしかねません。エストロゲン優位により問題が起こったり（5章参照）、月経が重く長くなったりする可能性があります。また少なすぎても、月経がかなり不順になったり、軽くなったりなど、イヤな影響が出かねません。

プロゲステロン

プロゲステロンは、もう1つの主要「女性ホルモン」で、エストロゲンと一緒に作用して月経周期を決めます。エストロゲンと同様に卵巣から分泌され、排卵のあとに卵子が排出されて空になった卵胞でつくられます。

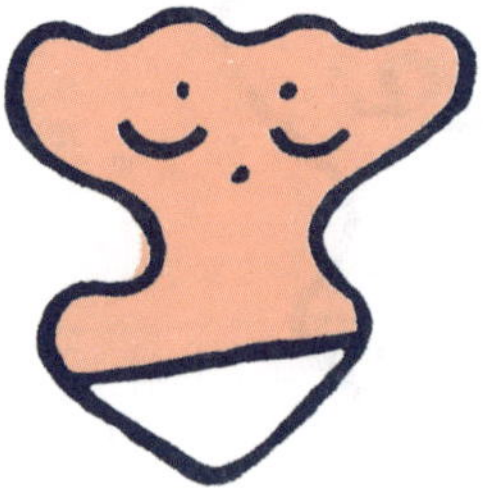

プロゲステロンの役割は、妊娠に向けて厚くなった

子宮内膜の維持です。受精しなかった場合、月経周期の終わりに向かってその量は急速に減少します。しかし妊娠した場合は、妊娠の維持に必要なため、プロゲステロンは高い値のままとなります。

プロゲステロン値が低い人は、不安やイライラ、寝汗、睡眠不足、月経不順、着床する能力の問題などの悩みを抱えているかもしれません。

テストステロン

5章を読んだ人なら、テストステロンが男性同様、女性にもどれだけ重要かをもうご存知でしょう。でも、月経周期にも役割を果たしていると知ったら、驚くかもしれません。

エストロゲンやプロゲステロンとは異なり、テストステロンは月経周期を調節しません。その代わり、性欲をコントロールしています。エストロゲンの上昇と

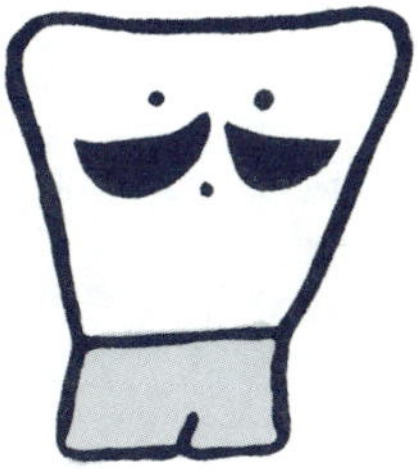

相まって、排卵前後[※45]には性欲が高まる傾向にあります。というのも、好むと好まざるとにかかわらず、私たちのカラダは生殖したいと思うようにできているからです。

テストステロンが体内に多すぎると、にきびなど肌の問題、体毛の増加、睡眠の問題、さらには多嚢胞性卵巣症候群（PCOS）などに悩まされるかもしれません。

プレグネノロン

プレグネノロンは、エストロゲンやプロゲステロン、テストステロンといった、月経周期に欠かせない多くのホルモンやコルチゾールなどになる前の物質です。コレステロールを使って副腎でつくられます（だから人間にはコレステロールが必要なのです）。「ホルモン前駆体」と呼ばれることもあります。

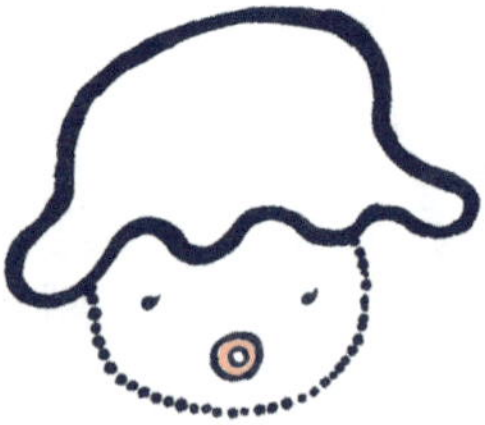

プレグネノロンの量が少ないということは、更年期に突入しているという警告であり、ブレイン・フォグ

※45 https://moodymonth.com/articles/hormone-101-testosterone

や不眠症といった症状の原因になっている可能性もあります。

卵胞刺激ホルモン（FSH）

このホルモンは、脳内にある下垂体でつくられます。卵巣内で卵子を成熟させるほか、卵巣を刺激してエストロゲンを分泌させます。

黄体形成ホルモン（LH）

同じく下垂体でつくられる黄体形成ホルモンは、成熟した卵子が卵巣から排出されるよう促し、またプロゲステロンが分泌されるよう刺激します。

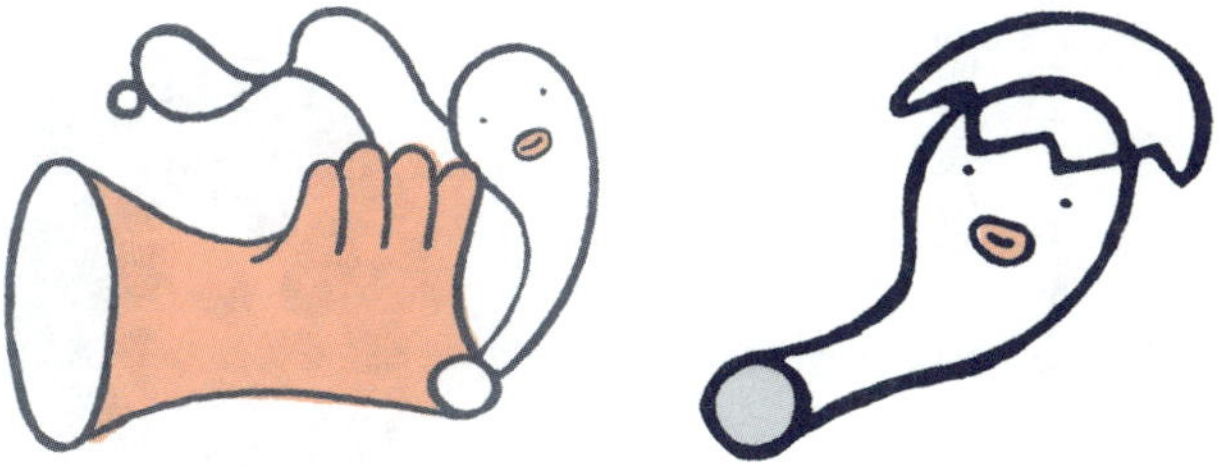

甲状腺ホルモン

甲状腺は喉元にあり、蝶のような形をしています。月経周期のコントロールを助けているため、甲状腺の調子が崩れると月経周期も乱れます。甲状腺ホルモンが少なすぎる（甲状腺機能低下症）と過多月経に、多すぎる（甲状腺機能亢進症）と過少月経、あるいは無月経になる可能性があります。

コルチゾール値に関するひとくちメモ

ここで知るべきことは、コルチゾール値は年齢とともに徐々に増えていくということです。これにより、副腎に付加的なプレッシャーがかかり、「副腎疲労」を引き起こす可能性があります。**副腎疲労の症状は、気分のムラ、だるさ、頭痛、PMSの悪化など。**基本的に、ほかのホルモンが調節不全となったときの症状の多くが当てはまります。それはつまり、気づかないうちに副腎疲労になっているかもしれないということです。

月経周期の間にホルモンには何が起こっている？

思春期

月経周期に関するあらゆることは、11歳前後に突入する思春期に始まります。女性の思春期は、身体的に女性へと成熟する時期と定義されており、成熟はエストロゲンによるものです。陰毛が生え、お尻が大きくなり、胸が発達し、生理が始まります。

生殖可能期間とピル

いったん生理が始まると、更年期にカラダが再び変わるまで、数十年は続きます。生理のある間は、フェーズによってホルモンが満ち引きする、月ごとのサイクルを過ごします。みなさんご存知のとおり、これが身体的、精神的、情緒的な健康に大きく影響を及ぼします。

この時期には、経口避妊薬（ピル）が役立ちます。**ピルは避妊のためだけのもので**

はありません。生理を規則正しくしたり、生理痛を和らげたり、にきびを減らしたりもするのです。

標準的な28日の月経周期では何が起きる？

「28日周期だったらいいですよね。私の周期はぐちゃぐちゃだけど！」と思っている人は多いですよね。わかります。でもちょっと我慢して読み進めてください。これは単に、「標準的な」28日周期ではホルモンに何が起きているかを説明するものです。そうすれば、ひと月の間のどのタイミングでカラダは何をしているのか、そしてホルモン値がどう変わるのかを知ることができます。

このサイクルは非常に多くのさまざまなホルモンが織りなす複雑なダンスであり、そのバランスが崩れると、カラダに複数の影響が出る可能性があります。特にここで主導権を握っているホルモンは、エストロゲンとプロゲステロンの2つです。

【月経周期のさまざまなフェーズ】

1～5日目
月経

前の周期の間に厚くなった子宮の内膜が剥がれ、出血する時期です。エストロゲンとプロゲステロンの値はどちらも非常に低く、そのため体調は良好ではありません。

5～14日目
卵胞期

生理が終わると、脳が卵胞刺激ホルモン（ＦＳＨ）を使って、卵胞に卵子を育てるよう伝えます。エストロゲンが上昇し、そのさまざまな影響が表れます。子宮内膜が厚くなり始め、活力が出てきて気分も向上します。

14日目
排卵

卵巣から卵子を排出し、エストロゲンの量はピークに達します。

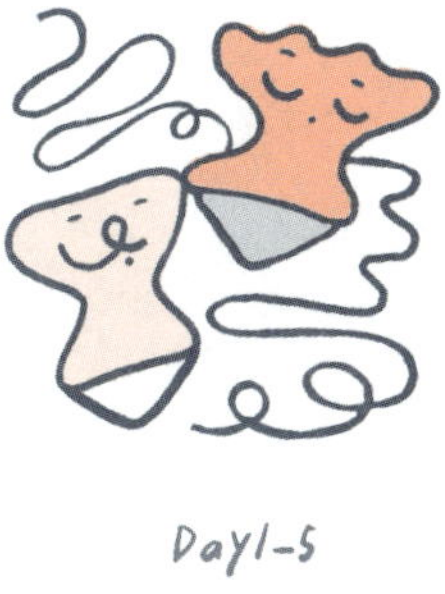

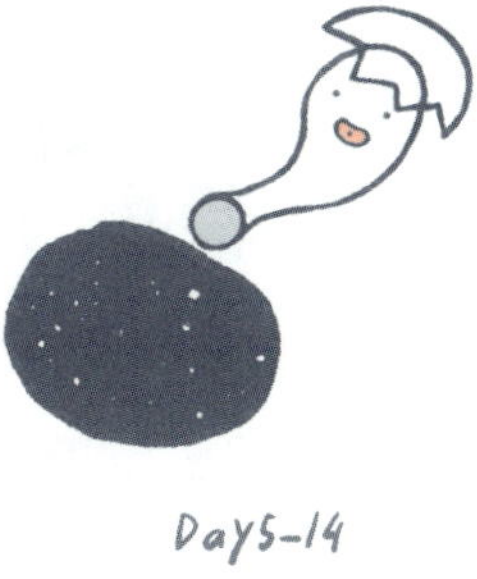

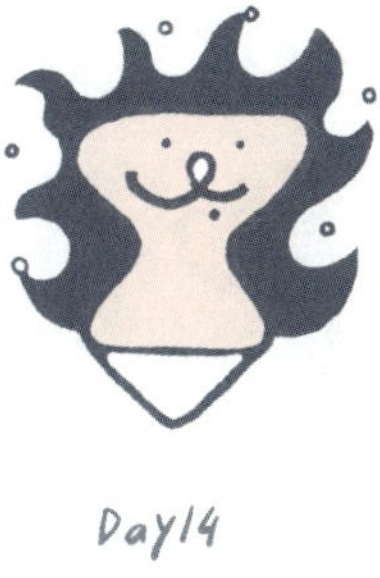

15〜28日目

黄体期

空になった卵胞が壊れ、プロゲステロンをつくり始めます。これは、受精した場合に備え、子宮内膜を厚く維持する手助けとなります。黄体期の終わりに、エストロゲン、プロゲステロンの量は低下し、それがあの有名なPMSを引き起こす可能性もあります。

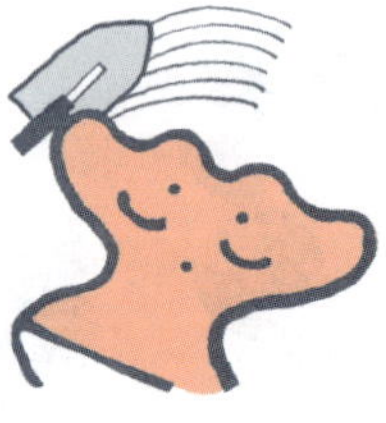

更年期と閉経っていったい何？

女性の健康に関するあらゆるものと同様に、閉経はかつて、完全に秘密にされてきました。私たちのお母さんたちやおばあちゃんたちは、「例の変化」と呼んでヒソヒソと話していたものでした。私が小さかったころは、将来的にいったい自分に何が起きるのかなどまったくわからなかったし、実はまったく恥じるべきものではないことも知りませんでした。

医学的に言えば、閉経期とは生殖能力がなくなった時期のことです。生理が1年間なければ閉経とされます。当然ながら、これには再びホルモン量の劇的な変化が伴います。一部の女性は何の問題もなく閉経を迎える一方で、多くの女性はホルモン量の変動によってブレイン・フォグ、不眠症、怒り、激しい気分のムラ、ホットフラッシュなど（これらはほんの一部にすぎませんが）、とてもつらい症状に悩まされます。

多くの女性にとって更年期とは、実のところ、閉経そのものよりももっとずっとつらい時期となります。更年期（閉経にいたるまでの移行期間）の症状は、平均的には40代中盤から経験し始めますが、30代中盤以降のいつでも起こりえます（平均から外れる女性も多くいるのです）。更年期の症状が続く期間の平均は4年ですが、なかには15年続いたケースもあります。

更年期、ホルモンはどうなる？

更年期になるとホルモン量は劇的に変わり始めます。カラダが慣れていたエストロゲンとプロゲステロンの量が月によって変動するようになり、きちんと機能していると思った次の瞬間には機能しないといった具合に、卵巣の動きが予測不能になる場合があるのです。まるで再び思春期が来たみたいですが、今回は逆の流れです。これが、人生が変わるほどの症状を伴う急激な変化をもたらします。

更年期、女性ホルモンには概して次のようなことが起こります。卵胞刺激ホルモン（FSH）の量は上下し（日によって変わることも）、それによってエストロゲンも増減し、プロゲステロンは、排卵の回数が減り不規則になるに伴い、低いままとなります。

エストロゲン受容体は体内のいたるところにあるため、ここから多数のホルモンが連鎖的に影響を受けます。前述のとおり、私は30代後半、ＰＭＳがかなり悪化したと気づいたときに、更年期について調べ始めました。詳しく知るまでは、これが更年期かもしれないなどとは思いもしませんでした。月経周期と気分をアプリで記録するようになってやっと、標準よりも「早すぎる」更年期を迎えているかもしれないことに気がついたのです。

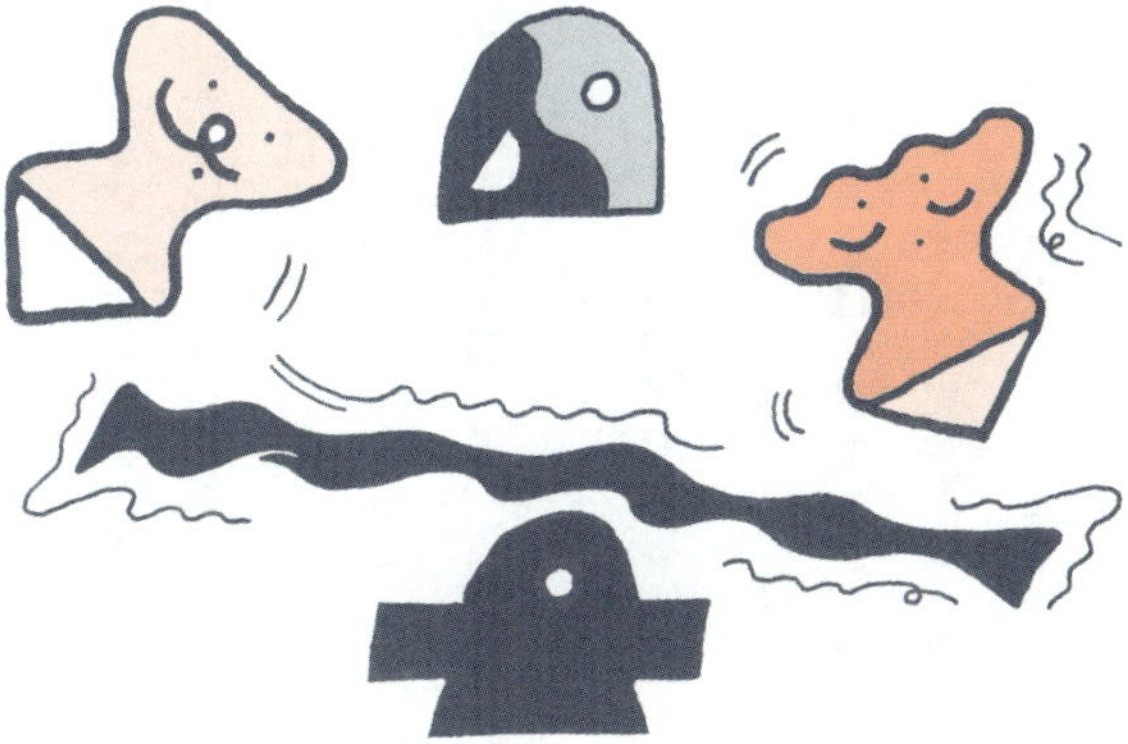

自分が更年期か知る方法

はるか昔から、かなり多くの女性が「更年期の症状の原因」と「自力で何ができるか」を知らずに、人生をダメにしかねない更年期の症状を抱えて過ごしてきました。今でさえ、更年期と閉経期がピークとなる45～54歳の女性の間で、自殺率が上がっています[※46]。人生のこの時期、ホルモン面で何が起きているのかを理解することが非常に大切です。また、医師が誤診することもありますが、それを見極めるのも重要です。

もっともよくある問題の1つが、本来は月経周期やホルモンの問題であるにもかかわらず、医師がうつ病または不安症の問題と診断して、抗うつ薬を処方してしまうことです。たとえばパメラは、こんなコメントをくれました。「私は42歳ですが、ブレイン・フォグや思考の混乱、その他さまざまな症状を抱えています。更年期なんだと思います。でも複数のお医者さんから、そんな考えはバカバカしいと言われました」。こうした話は実際よく聞きます。

※46 https://www.itv.com/news/2021-11-16/suicide-rates-in-women-of-menopausal-age-rise

周期不順　怒り　不安　混乱　過食　不眠

ですから、何がどう変わったか、自分なりの測定基準を使って判断するために、記録することがとても重要なのです。次の点を注意深く観察してください。

- **生理の症状が、いつもよりひどくなりましたか？**
- **気分が落ち込んでいるか、不安定ですか？**
- **エネルギーが枯渇していますか？**
- **自信がなくなり、頭の中のひとり言がネガティブですか？**
- **これらは、ひと月を通じてずっとそうですか？　それとも特定の時期だけ？**

もし満ち引きするようなら、ホルモン周期に関係しているのかもしれないため、この点に気をつけて記録しなければいけません。かかりつけ医に相談できるように（検査やホルモン補充療法を受けたい場合）、そして症状を抑えるハックができるように、できるだけ多くの情報を手に入れましょう。

ホルモン補充療法(HRT)について

HRTに関して、ここ数年で社会は本格的にシフトしています。HRTはかつてのように年齢が高い女性が「受けられたら好ましいもの」としてささやかれるだけではなく、「HRTのおかげでなんとかやってこられた」と、女性たちがはっきりと口にするようなものになってきたのです。ニッキーは、こう言います。「以前の私は導火線がほぼなく、誰に対しても何に対しても、すぐに怒りを爆発させていました。でも、それがどれだけひどい状態になっていたか、わかっていませんでした。3カ月前にHRTを始めましたが、すでにかなり変わりました」

HRTが初めて利用できるようになったのは1960年代。科学者が、エストロゲンを人工的につくる方法を発見したときでした。HRTはもともと、妊娠中の馬の尿からエストロゲンを抽出してつくられていたというのは驚くべき事実です(現在もこの手法を使っている唯一のブランドがプレマリンです)。HRTが本格的に活用されるようになったのは1990年代でしたが、2000年代初頭に、乳がん、脳卒中、血栓の割合の高さとＨＲＴとの関連性を指摘する研究が発表され、ＨＲＴへの不安が広がりました。この時期、ＨＲＴを受ける人の数は激減しています。ＨＲＴが必要なのにあまりにも恐ろしくて受けられないという彼女たちの苦悩は、想像を絶します。

ありがたいことに、みんなを恐怖におとしめたこの研究は、最終的に誤りであることが暴かれました。リスクの高まりは、70歳を過ぎてからＨＲＴを始めた人だけに当てはまるものだったのです。60歳未満でＨＲＴを開始した女性（すなわちほとんどの女性）は、むしろ健康面で何らかのよい効果を得たことがわかりました[※47]。

2種類のＨＲＴ

「ボディアイデンティカルＨＲＴ（日本では保険診療で受けられる一般的なＨＲＴ）」と「バイオアイデンティカルＨＲＴ」。混乱してしまう名称で、私は以前、両者を混同していました。２つのＨＲＴには、次のような違いがあります。

※47 https://www.womens-health-concern.org/help-and-advice/factsheets/hrt-the-history/

ボディアイデンティカルＨＲＴとは、カラダの自然なホルモンとまったく同じホルモン（ボディアイデンティカル）を使うＨＲＴです。通常はエストラジオール（女性が生殖可能時期につくるエストロゲンの一種）のパッチまたはジェルの形になっており、必要であればプロゲステロンも使います。イギリスの国民保健サービス（ＮＨＳ）によって処方箋が出され、安全性試験の対象にもなっています。

バイオアイデンティカルＨＲＴとは、私たちのカラダと同じ化学物質（バイオアイデンティカル）のホルモンを持った植物に由来する治療法です。個人に合わせてカスタムメイドされ、ときにＤＨＥＡ（デヒドロエピアンドロステロン）などの場合、女性には承認されていない服用量が処方されることもあります。イギリスの医薬品規制当局が規定していないため、ＮＨＳではバイオアイデンティカルＨＲＴを受けることができません〔日本でも同様に保険適用外〕。

バイオアイデンティカルＨＲＴを試してみたいなら、施術者についてかなりしっかりと調べることをおすすめします。ボディアイデンティカルＨＲＴの方は標準化されているため、自分に合わない可能性もあります。ただ何度も繰り返しお伝えしているとおり、私たちはみんなそれぞれ違うため、万人に当てはまる原則は存在しません。私はとにかくひどい気分だという友達には、選択肢としてＨＲＴを詳しく調べるよういつもアドバイスしています。そもそも私たちは、これだけ長生きするようにできてはいませんでした。そのため、誰もが骨粗しょう症で骨折してしまう前に、できる限りホルモン量を引き上げる必要があるのです。

これまでの数年間、私はＨＲＴを受けたりやめたりしてきました。ものすごく不安を抱えていたため、プロゲステロンをかなりの低用量で試したことがあるのですが、もっとひどくなってしまいました。恐らく私は、プロゲステロン不耐症であるか、もっと多い服用量が必要なのだと思います。エストロゲン・ジェルも持っているので必要なら肌に塗りますが、私の場合はそこまで効いたことはありません。私の母親は亡くなる前、プロゲステロンへの反応が私と同じだったと言っていたので、知っておいて本当によかったと思います。遺伝による影響は大きいので、もし可能なら、**あなたもお母さんに、更年期や閉経時にどんな経験をしたか聞いてみましょう。**

私の甲状腺についてわかったこと

私は本書を書いている間に、ものすごく消耗した感覚を抱き始めました。ブレイン・フォグ、気分の落ち込み、リビドーの低下などです。ランニングでは取れない脂肪がお腹周りにつきもして、こうした症状はすべて更年期の症状そのものに思えました。ところが実際の根本原因は、甲状腺が完全に調子を崩していたことでした。これがわかったのは、新しい専門家ジャスティン・マグワイアと一緒に取り組んだおかげ。ジャスティンは、カラダで何が起こっているのかがわかる、簡単ですばらしいハックを教えてくれました。そこで私は、基礎体温を１日に数回、記録することにしました。

基本的に、体温は代謝を反映しています。そして代謝は、甲状腺から分泌されるホルモンによって決められるのです。目覚めてから3時間後と、その後3時間おきに普通の体温計を使って体温を記録し、それをグラフに落とし込んでいくことで、パターンが浮かび上がってきました。私は体温が低く（37度以下は低温とされ、私は36・5度でした〔日本人の平均体温は36・6〜37・2℃〕）、つまり「甲状腺機能低下症」でした。甲状腺機能低下症は、甲状腺がＴ３とＴ４ホルモンをじゅうぶんに生成しておらず、そのせいでほかのさまざまなホルモンの生成にも悪い影響を引き起こします。体温の記録は、自分のカラダについて詳しく調べる手始めとしていいかもしれません。

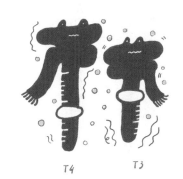

これは単なる私の持論ですが、私の甲状腺がボロボロだった理由は、それまでに経験したたくさんのトラウマが原因だと思います。私が幼いころから、母は健康上の問題をいくつも抱えていました。そのせいで私はずっと、かなりの厳戒態勢になっていたのです。でも私の性分で、このトラウマをきちんと処理せず、ティーンエイジャーになると自分を元気づけるために常に遊びに出かけて、アドレナリンとコルチゾールを出すことで対処しました。その結果、甲状腺をかなり酷使することになったのです。30代に入ったころにはカラダが甲状腺ホルモンを使い果たしてしまい、それで甲状腺機能低下症になったのだと思います。だからこそ今は、ドーパミンを出すために大量のコーヒーを飲み、常にランニングをしているのです。

私は今、バイオアイデンティカルの甲状腺ホルモン治療薬を使って甲状腺機能低下症の治療をしています。同時に、**セレン、ヨウ素、ビタミンB12、さらにはフォルスコリンといった、甲状腺機能をサポートするビタミンとミネラル**も服用しています。ゾッとすると思いますが、カプセルに入っているので、簡単に服用できます。自分に効く薬を見つけたおかげで体温は上がり、健康的な数値になりました。すでに安定した気分だし、以前ならいっぱいいっぱいになってしまっていたような状況にも耐えられるようになりました。

本書に記載した全アドバイスと同様に、このハックが万人のすべての問題を解決するものだなどと言っているわけではありません。私自身、エストロゲンやドーパミンの基準値に関しては、取り組むべきことがまだあります。とはいえ**体温の記録（自宅で簡単にできます。グラフはネットでダウンロードしましょう）は、ホルモンの健康度合いについて、多くを明らかにしてくれます。**

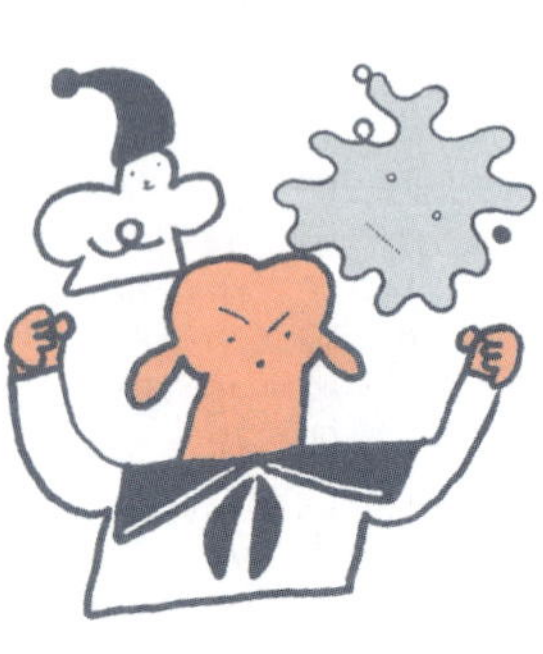

ホルモン周期をハックする（HRT以外）

本書を最初からここまでしっかりと読んだ人には、これからご紹介することは「すでに読んだよ?」と思ってしまうかもしれません。その理由は、ホルモン周期についてのほとんどが、女性の悩みのほぼすべての側面（気分、睡眠、食欲、ブレイン・フォグなど）と関係しているからです。

本章に加え、あなた自身の症状に合った章も読み、できる限り詳しく調べることをおすすめします。つまり、もし重いPMSを抱えているなら、激しい怒り（5章）と気分の落ち込み（4章）に関する章も読んでください。もし生理前に、まるで猛獣のように炭水化物や砂糖を食べたくなるなら、食欲と食べ物に関する章（2章）も読んでみてください。

おすすめサプリメント・ナンバー1！　DIM

ブロッコリーなどアブラナ科の野菜を分解する際に、胃酸によってＤＩＭ（ジインドリルメタン）が生成されます。ただし、これには大量のアブラナ科の野菜が必要になるため、サプリメントとして服用した方がずっといいのです。

ＤＩＭがすばらしいのは、エストロゲンをきちんと分解することで、エストロゲン量のバランスを取ってくれるところ。ＤＩＭに関する研究は限定的ですが、過剰なエストロゲンのデトックス、人体の保護作用を持つエストロゲン生成の促進、がんの要因となりえる悪いエストロゲンの低減が示されています。そのため、ＤＩＭはＰＭＳや更年期の症状を和らげてくれるのです。活力や気分を調節するほか、にきびを軽減することでも知られています[※48]。１日の摂取量の目安は２００㎎で、月経周期に関連したホルモン全般の問題に取り組む際に試してみることをおすすめします。

また、男性もエストロゲン優位になる可能性があり、ＤＩＭは男性のカラダにも威力を発揮します。男性のエストロゲン優位の症状には、乳房肥大、過剰な腹部脂肪、気分のムラ、怒りっぽい、リビドーの低下、うつなどがあります。

※48 https://www.healthline.com/nutrition/dim-supplement#uses-benefits

PMS（月経前症候群）を解消

PMSって最悪ですよね？　生理前の時期、プロゲステロン量は劇的に減少し、そのために女性ホルモンのバランスが乱れます。この時期にはイヤな症状がいくつか出がちですが、その人の体質によって、どのような経験をするかは大きく異なります。実際に、**生理前に女性が直面する医学的な症状には、150もの種類があることが確認されているのです。**150ですよ！　そうしたものには、お腹の張り、頭痛、不機嫌、イライラ、倦怠感、過剰な食欲、怒りなどがあります。

若かったころ私はPMSを一切経験せず、年齢を重ねてから生理記録用アプリを利用するようになって初めて「あぁ、この時期は心が乱れたり、激しい怒りを抱いたりしがちなんだな」などとわかるようになりました。とはいっても、それはほんの一部で、PMSの問題は、症状、月経周期、習慣など、すべてがつながっています。そのため、どこからがPMSで、どこからが別の健康上の問題なのか、わかりにくいこともあります。しかしPMSによるホルモンバランスの乱れの改善に取り組み、月のいつでも最適な状態でいられるようにする方法はたくさんあります。

生活基盤をしっかり持つ

つまり、**適切な「睡眠」と「運動」、そして「セロトニン（幸せで快適なホルモン）生成を増やすためのじゅうぶんな日光浴」という基盤をしっかり持ちましょう**という意味です。これらは、真っ先に気をつけるべきものです。眠れないなら、そして仕事や生活習慣が原因で日光をじゅうぶんに浴びられないのなら、これらについて詳しく知って解決するべく、睡眠に関する1章を読んでください。

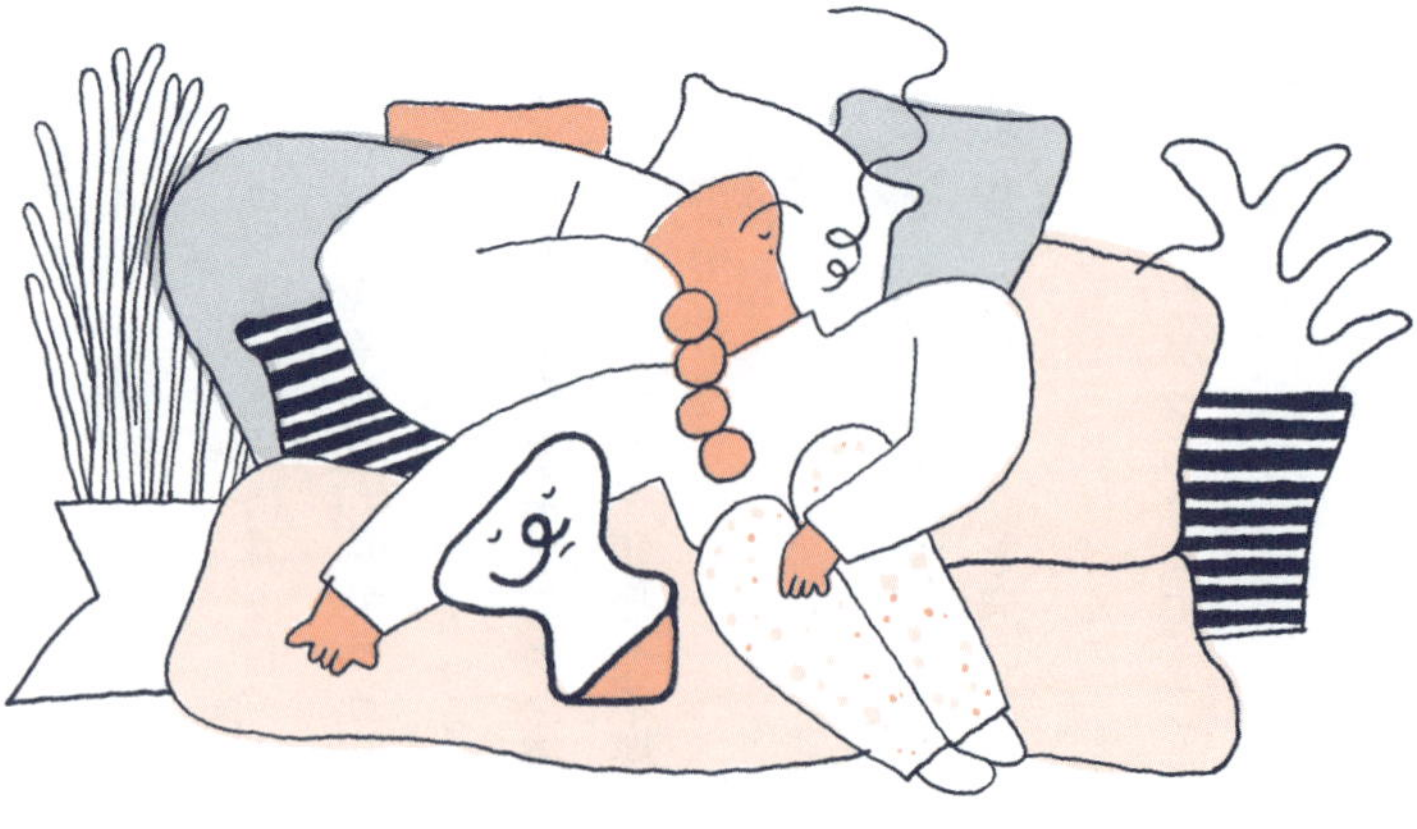

脂肪酸を含む食べ物とＥＰＡを増やす

オメガ3脂肪酸が豊富に含まれる食べ物が、セロトニンの促進や免疫系のサポート、コルチゾール反応の鎮静化など、多くの面で優れているのはＰ66やＰ253でお伝えしました。しかも、ＰＭＳの症状を和らげることもわかっています。

オメガ3脂肪酸は、Ｐ66やＰ254でリストアップしたサバ、鮭、牡蠣などの魚介類、ナッツ類やその他の食べ物にも豊富に含まれています。さらに、**オメガ3脂肪酸の一種であるＥＰＡ（エイコサペンタエン酸）というサプリメントでも摂取量を増やせます。**まずは1日1000～2000㎎から始めるといいでしょう。

プロゲステロン活性化にビタミン

ビタミンＢは生殖ホルモンの生成を手伝う基本的な要素であるため、どの種類も非常に重要です。ビタミンＢ2、Ｂ6、Ｂ12は、プロゲステロン活性化のカギとなります。実際に、**ビタミンB6の1日の摂取量を増やすとプロゲステロン量が増え、PMSの症状を改善できることが示された研究もあります。**ビタミンBは、鮭、マグロ、卵、アボカドなどの食べ物に含まれますが、サプリメントでも摂取できます。

エストロゲンのデトックス

もし乳房の痛み、セルライト、不機嫌で怒りっぽいといったPMSがあるなら、ほぼ確実に過剰なエストロゲンの排出がきちんとできていません。エストロゲンが正常に作用するには、不要な分がきちんとデトックスできている必要があります。さもなければ肝臓の働きは阻害され、好ましくないタイプのエストロゲンが体内を巡ってしまうのです。

この対策として、DIMのサプリメントでデトックス経路をきれいにすることができます（P302とP350参照）。また、エストロゲン優位については、激しい怒りに関する5章に書いたアドバイスをすべて読んでください。

もう1つ、おすすめのすばらしいサプリメントは、肝機能を助けるカルシウムｄ－グルカレートです。グルカル酸（カルシウムｄ－グルカレートの自然な形）は腸内にある化学物質で、肝臓をサポートするうえ、過剰なエストロゲンをカラダから確実に排出するのに役立ちます。カルシウムｄ－グルカレートがじゅうぶんな量でないと、ホルモンは再吸収され、つまりはエストロゲン優位となります（男性にも当てはまります）。

月経不順と過多月経に向き合う

甲状腺は、月経周期を調節する主電源スイッチです。きちんと働かないと、月経周期が完全に乱れ、月経が軽すぎたり重すぎたり不順になったりします。

先に簡単に触れたとおり、甲状腺機能亢進症の場合、甲状腺ホルモンをつくりすぎてしまい、月経が軽かったり短かったりします。対して甲状腺機能低下症の場合は、生成する甲状腺ホルモンが少なすぎ、経血が多くなります。亢進症と低下症のいずれの場合も、月経周期が不順になりかねません※49。

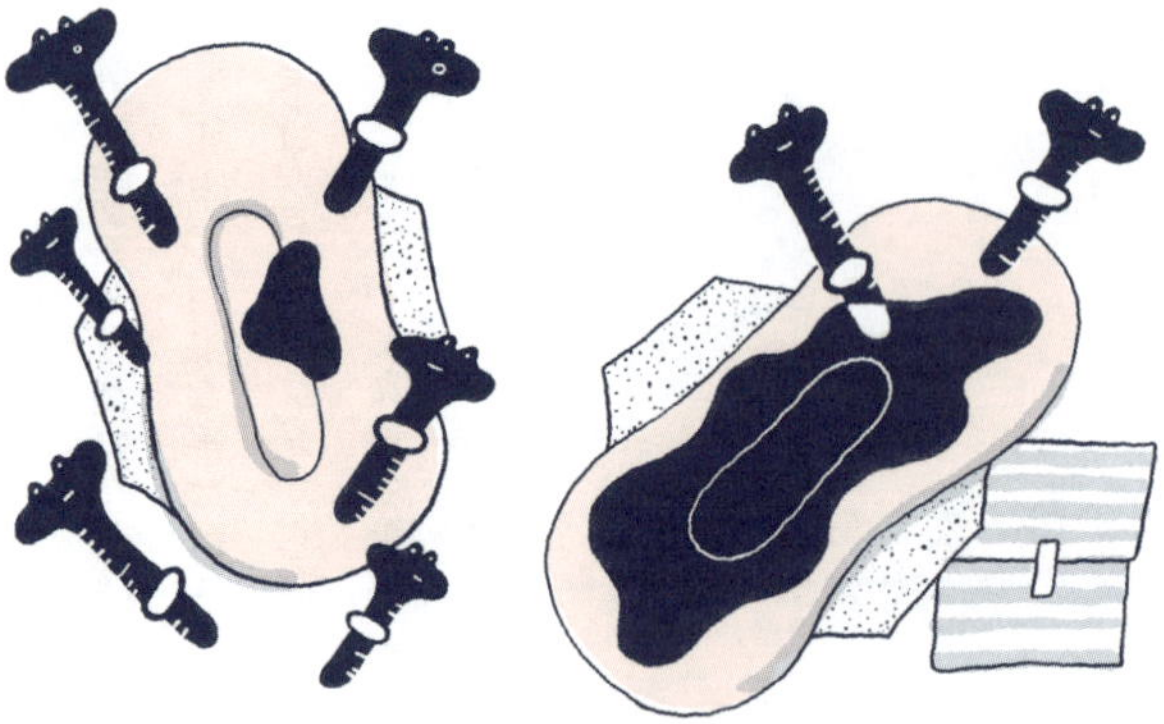

※49 https://www.verywellhealth.com/menstrual-problems-and-thyroiddisease-3231765

また別の典型的な月経不順の根本原因に、更年期があります。性ホルモンが激しく上下し、とりわけエストロゲンとプロゲステロンが激減します。私の友人であるベッキーが更年期だと自覚した理由は、生理の乱れに加え、毎月2、3日は夫を殺したいと思う日があるからだそうです！

甲状腺活性化にはレッドライト・セラピー

甲状腺機能を向上させるすばらしい方法の1つに、レッドライト・セラピーがあります。**赤色ライトは現在、ホルモンバランスをととのえるのに一般的に使われており、低レベルの赤色光を喉元（甲状腺があります）に照射することで、甲状腺機能にポジティブな影響を与えられる**ことが、複数の研究で明らかになっています[※50]。

まるで魔法のように思えてしまうかもしれません。でも実際に、レッドライト・セラピーの抗炎症作用のおかげで、甲状腺が再び機能するようになるのです。赤色ライ

※50 https://rouge.care/blogs/rouge-red-light-therapy-blog/what-you-need-to-know-about-the-benefits-of-red-light-therapy-for-thyroid-health

トは90ポンド程度〔日本では2万円程度〕で手に入ります。ちょっと値が張りますが、それだけの価値があるグッズです。ライトはまた、コラーゲンを増やし、肌の状態や筋肉痛、関節痛を改善してくれるなど、いいことずくめです。

鍼治療を試す

不妊治療として鍼治療を経験したことがある人もいるかもしれません。私も、IVF（体外受精治療）を受けていたときに何度か鍼治療を受けたのを覚えています。驚きなのは、鍼は漢方医学で数千年も活用されており、健康保険も適用されるのに、なぜ効果があるのか科学的にはわかっていないという点です。でも、生殖能力を高めるにせよ、出産に向けてカラダを準備するにせよ、月経周期を規則正しくするにせよ、実際に効果を感じた人は多いでしょう。

ある研究では、月経が非常に重くて不順な女性が鍼の施術を10回受けたところ、月経周期が完全に正常に戻りました※51。すごいですよね？　更年期ではないのに月経

※51　https://www.ncbi.nlm.nih.gov/pmc/articles/PMC6088286/

不順に悩んでいる人は、検討すべきでしょう。

生理前の底なしの食欲を抑える

さて、これはとても大きな問題です。私のフォロワーの多くも、普段は糖分を摂りたいと思わないのに、生理直前にはとんでもないくらい食べたくなると言います。シェイラはこう話します。「月を通じてうまくやっていたのに、生理が始まる前日とか、たまに排卵日の周辺でも、文字どおり底なしの食欲になってしまいます。食事をしたばかりなのに、同じものをまた食べられるくらいです。空っぽで満たされないので、結局一気食いしてしまい、翌日気分が落ち込みます」

これが起こる理由は、生理が近づくにつれて複数の快楽ホルモンや性ホルモンが著しく低下し、そのせいで空腹になるためです。そしてコルチゾール（ストレスホルモン）値が上がるため、チョコレートなどの「弱点」につい手が伸びてしまうのも、不思議ではありません。とはいえ、みなさんご存知のとおり、チョコレートやジャンクフードを一気食いするのでは、長期的な気分の改善にはなりません。こうした糖質への恐ろしいほどの欲求を抑えるサプリメントをいくつかご紹介しましょう。

糖質への欲求を抑えるサプリメント

●NAC

NAC（N－アセチルシステイン）は今や、ありとあらゆる食欲（と依存症）をコントロールするすばらしい手段だとうたわれています。なぜならNACは、神経系の周辺でのグルタミン酸塩の動きを調節するためです。グルタミン酸塩とは、学習やふるまいをコントロールするのに必須なアミノ酸で、NACがその調節に役立ちます[※52]。

●クロロフィル（葉緑素）

学校で光合成について教わったのを覚

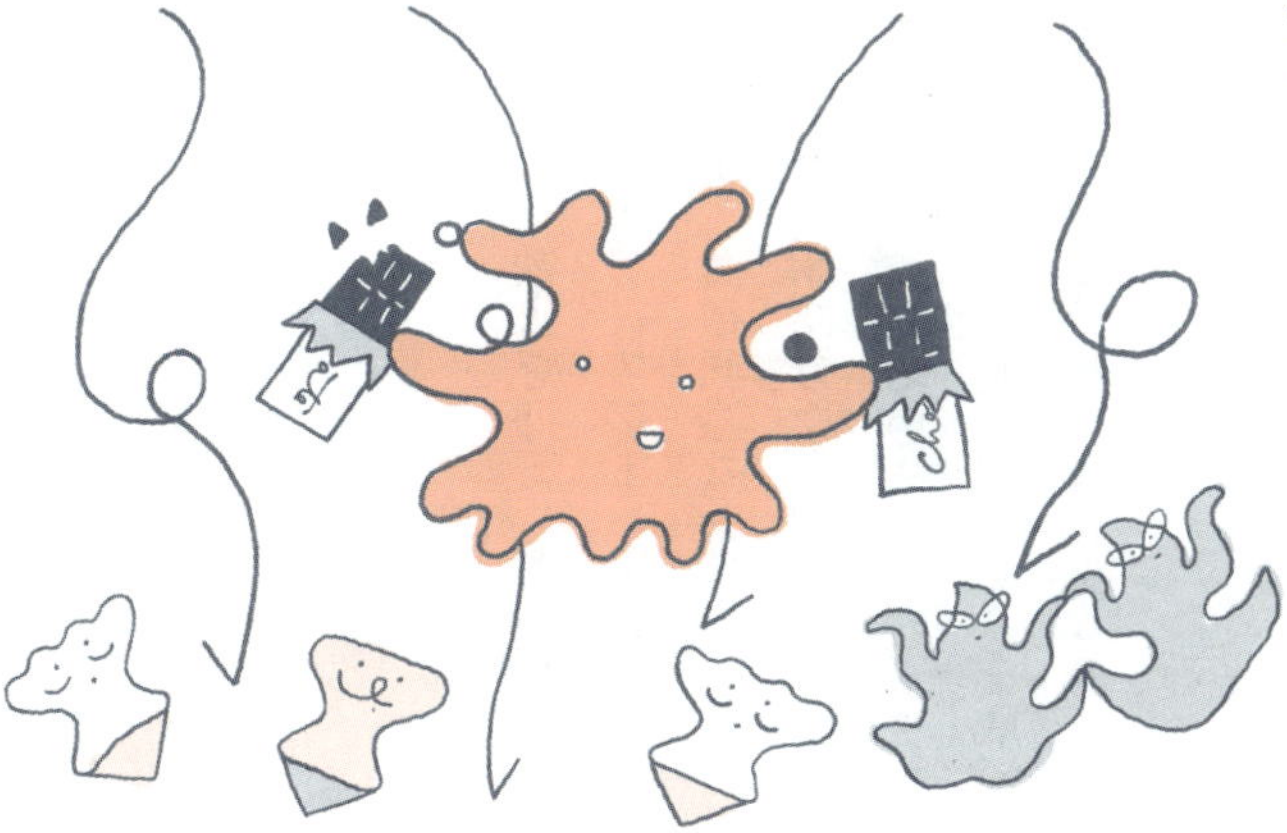

※52　https://www.ncbi.nlm.nih.gov/pmc/articles/PMC5993450/

えているならば、おそらく、緑葉植物すべてに存在する色素である葉緑素を思い出すのではないでしょうか。実はこの葉緑素、血糖値の調節にとってすばらしい栄養素であり、現在では2型糖尿病向けのサプリメントとして売られています。インスリンの急上昇を抑えてくれ、そのおかげで食欲も抑えられるのです。

●L－グルタミン

P150にも書きましたが、私は糖分を食べたいという欲求を抑えるために、L－グルタミンと呼ばれる粉末タイプのアミノ酸を使っています。スプーン半分くらいの量を舌の下に入れると、ものすごく効果を発揮するので、食欲旺盛な時期のうち一番つらい最初の数日間も乗り切れるはずです。私はこれを、脂肪分たっぷりのコーヒー（MCTオイルかケトパウダーを入れたコーヒー）と一緒に飲んでいます。L－グルタミンは私にとって常に必要というわけではないのですが、血糖値のバランスを取ったり、何かが食べたくなったときにカラダが求めるアミノ酸を摂取したりするのに最適です。

月経周期をサポートする食事

生理に関してみなさんが抱えている問題が何であれ、月経周期をうまく乗り切るためのカギは、重要な次の2点に集約されます。**第一に、月経周期と症状を記録し、自分に何が起こっているかを把握すること。第二に、月経周期に逆らうのではなく、合わせるようにすること。**合わせるとはつまり、月経周期のどこにいるかがわかったら、周期に合った食べ物を摂ったり行動をするようにしたりして、できるだけサポートするのです。月のどのタイミングであれ、急激に値が下がるホルモンに振り回されるのではなく、可能な限りイキイキとしていたいですよね。

1〜14日目
月経と卵胞期

生理中はエストロゲンとプロゲステロンの量は少ないものの、その後ゆっくりと上昇していきます。ゆっくりと休んで回復する時期なので、**カモミールティーや水をたっぷり飲みつつ、キムチやサワードウ・ブレッドなどの発酵食品でセロトニン生成をサポートしましょう。**

また、生理中は出血で血液を失うため、**赤身肉や魚介類など鉄分が豊富な食べ物を多く摂るとよいでしょう。**これらの食べ物は、カラダに非常に吸収されやすいヘム鉄を含んでいます。体内の機能鉄の95％以上がヘム鉄です。一方でほうれん草（スーパーフードとされています）に含まれているのは、吸収されにくい非ヘム鉄です。ちなみに、二枚貝は、牛レバーよりも多くの鉄分を含んでいます。

マグネシウムの補給には、質のいいダークチョコレート数カケが最適です。私はときどき、**ケトパウダーにダークココアパウダー、コラーゲン、水、甘味料のステビアを加えて、おいしい飲み物をつくっています。**

14〜24日目
排卵と黄体期

この時点で女性ホルモンは最高値にあり、そのため体調もベストで活力がみなぎっている可能性が高いはずです。**野菜、ナッツ類、エキストラバージン・オリーブオイル、ウコン、脂の乗った魚（オメガ3脂肪酸）などの抗炎症作用がある食べ物や、栄養価の高い肉、卵、乳製品などを食べて**、肝機能とデトックス経路をサポートしましょう。

24〜28日目
月経前期

生理前の時期は、エストロゲンとプロゲステロンの量が減少するため、カフェインやアルコールなど、生理痛を強める食べ物は避けた方が賢明です。葉物野菜、鶏肉、赤身肉、バナナ、サクランボでセロトニン生成をサポートしましょう。

この時期はほとんどの人が糖分という獣の毒牙にかかるため、良質な食べ物で栄養をじゅうぶん摂るよう心がけてください。血糖値を上昇させず、食後に気分が悪くならない発酵食品がおすすめです。アボカド、バナナ、ナッツ類などはマグネシウム値を引き上げ、頭痛や睡眠障害を未然に防ぎます。

あなただけの月経周期サポート表

あなたの月経周期に合った食べ物や行動を見つけるために、次の表を活用してみてください。記録を取ることで周期の波を乗りこなしましょう。

●月経周期サポート表

あなたの月経周期

月経周期 ＿＿＿日	エネルギー ・レベル	症状	食欲	気分のムラ
生理中				
卵胞期				
排卵				
黄体期				

あなたの月経周期サポート法

月経周期 ＿＿＿日	食事プラン	サプリメント	運動	気分のムラ
生理中				
卵胞期				
排卵				
黄体期				

ドクターEから一言

Column 6

月経周期についてかかりつけ医に相談するには

HOW TO TALK TO YOUR DOCTOR ABOUT YOUR CYCLE

自分自身や自分のホルモン周期をより深く理解するためのアプローチ法として、統合医療を求める女性が増えてきました。月経周期について、心とカラダを総体的《ホリスティック》に捉えるアプローチに、私は全面的に賛同します。それでも、月経に伴いなんらかの症状がある場合は、病気が隠れていないか調べることが大切です。

次の症状のうち、どれか１つでも当てはまる場合は専門医に相談することをおすすめします。

専門医に相談すべき症状

- 月経と月経の間の出血や閉経後の出血を含む不正出血
- いつもと違うおりもの
- 性交後の出血
- 乳房の変化（見た目がいつもと違う、しこり、痛み）
- 体重の増加、多毛、月経不順（多嚢胞性卵巣の可能性を考慮）
- 膣の乾燥、かゆみまたは刺激
- 更年期の症状（45歳より前に始まる可能性もあり、40歳未満の場合は早発卵巣不全と呼ばれる）
  - ホットフラッシュ／寝汗
  - 性欲の減退
  - 気分障害（不安、気分のムラ、落ち込み）
  - 睡眠障害
  - 再発性尿路感染症
  - 疲労、カラダの痛み、頭痛

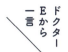

- 無月経（生理が止まるか、そもそも生理が一度もないとき）
  - 原発性：13歳になっても初潮も第二次性徴（乳房の成長など）もない。または第二次性徴は正常だが、15歳になっても初潮がないケース〔日本では18歳以上で初潮のない場合〕。
  - 続発性：通常の生理のあとに次の生理が3カ月間ないか、月経不順のあとに生理が6〜12カ月ないケース。

不妊治療に希望を持ち、妊娠の時期を遅らせる女性たちが増えています。ただ、不妊治療は誰にとっても効果があるというわけではありません。妊娠するには、単にホルモンを投与して、卵胞の発育を促す以上のことが必要なのです。私からのアドバイスとしては、妊娠の準備に向けて、栄養、食生活、生活習慣の見直しを通じてカラダのバランスを取るようにすること。つまり、統合的な取り組みです。

不妊治療中に高気圧酸素治療やNAD^+のような支持療法を使って、排卵や着床前後の環境をサポートできたケースを、私たち医師は目にしてきました。こうしたシンプルな支持療法を賢く活用することで、不妊治療の成功率が高まるとする研究も複数あります。

ホルモン補充療法（HRT）やナチュラルホルモン補充療法（BHRT）はイギリスで使用が増えており、一般医による理解度も深まってきました。方法としては、パッチ、クリーム、ジェル、経口薬、ペッサリーなど、さまざまあります。HRTのもう1つの利点として、骨脆弱性骨折の軽減があります。

また、症状の日記をつけましょう。症状をアプリで記録し、受診する際にこのデータを使えば、効率よく相談できます。

医療検査

下記が全バイオマーカーというわけではありません。かかりつけ医が診察のあとに状況に合わせて実施します。

- FSH、エストラジオール、プロゲステロン、テストステロン
- 甲状腺基準値＋副腎ホルモン基準値：TSH、T4、T3、朝のDHEAおよびコルチゾール
- 血糖反応：HbA1c、空腹時インスリン、空腹時グルコース
- 全血球計算
- 肝機能検査

統合検査

下記が全バイオマーカーというわけではありません。かかりつけ医が診察のあとに状況に合わせて実施します。

- ホモシステイン、B12、葉酸（メチル化の問題を検査）
- 微量栄養素状態：マグネシウム、亜鉛、銅イオンなど（有機酸検査やGenova NutrEvalが便利）
- 腸の健康度：マイクロバイオーム、リーキーガット、寄生虫、菌類など（包括的な検便）
- DUTCH（ダッチ）完全検査またはサイクル・マッピング検査（ほかにもありますが、最初に行うものとして重要な検査）

テクノロジー

- フェムテック（女性の健康をサポートするテクノロジー・ツール）に注目
- 生理周期を管理するアプリ（Flo.healthやClue《クルー》など）
- 「オーラリング」のような健康状態を把握するウェアラブルは、月経周期を記録するために体温を使用

最後に一言

本書に「結論」を書くのは変な感じがします。というのも、自分のカラダに関する知識を得ることや、心身の健康を左右するホルモンが織りなす非常に複雑なダンスに、「終わり」があるとは思わないからです。本書を書いている間にも、私は次から次へと新しい情報に出合い、そして科学者たちは常に新たな発見をして知見を発表しています。そのため、「終わった！」などと思える人は誰一人としていないと、私は思うのです。新しい研究は常に行われています。私たちがまだ知らない何かが、世の中にはあるはずです。

とはいえ、本書で目指した私のゴールは、読者のみなさんが実際に使える、便利で具体的な知識をできるだけたくさん詰め込むことでした。そして、わかりにくい専門用語ばかりではなく、できるだけ共感しやすいものにしたいと思いました。だからこそ、本書はホルモン中心ではなく、症状が中心になっているのです。私たちは誰もが、現実の社会に生きています。生活に影響する症状の背後には何があるのか、そして何よりも大切なのは、自力で何ができるのか。それを誰もが知りたいのです。

本書を読んで、自分にとってベストな状態でいるためのパワーは、間違いなく自分の中にあるということを、みなさんが理解してくれたと願っています。疲れ切ったり、激しい怒りを抱いたり、きちんと生活できないくらいに思考が混乱したりといった感覚を、我慢する必要などないのです。私の目指すところは、本書に書かれたガイダンスとドクターEのアドバイスによって、あなたが自分の症状を解釈して、何が足りないのかを理解し、「新たなアプローチを試すだけのパワーが自分にはある」と感じられるようになることです。今のあなたは、ホルモンを前向きにハックし、イキイキと生きるために使える必要なすべてのツールを手にしています。あなたが抱えている症状は、あなたのカラダからの訴えです。本文でもお伝えしたとおり、もしかかりつけ医に「標準だ」と言われたのに、そんなふうに感じられなかったとしても心配しないでください。あなたのことは、あなたが一番よくわかっています。そして本書で紹介しているホルモンハックを活用して、ポジティブに変えることができます。

ホルモンのハックは、万人に当てはまる解決法ではありません。この時点でまだ実行していないなら、ぜひ本書の表に書き込んだり、いろいろ試したりして、そのプロセス自体も楽しんでください。あちこち可能性を掘り起こし、カラダがどう反応するかを突き止めることを楽しみましょう。

発見の道のりには、あなた自身のみならず、周りの人たちにとっても、非常に多くの恩恵が待ち構えています。気分がよくなり、活力がみなぎってくるような何かを見つけたら、ぜひシェアしてみんなに教えてください。私はここ数年、インスタグラムのフォロワーのみなさんに自分の歩みをシェアするのをとても楽しんでいるし、やめるつもりはありません！　常にいろいろと試しているので、もしまだフォローしていないなら、ぜひ私（@daviniataylor）をフォローしてくださいね。これは私たちみんなにとって、生涯をかけた学びです。そして、みんなで一緒に歩んだ方がずっと効果的です。

ダヴィニアより愛をこめて

ホルモン関連用語集

【アミノ酸】

アミノ酸が集まってタンパク質を形成。「生命の基本的要素」と呼ばれることも。

【インスリン】

血糖値を調節するホルモン。膵臓でつくられ、カラダが食べ物をグルコース（糖類）に分解する際に分泌される。このグルコースは、細胞がエネルギーとして使う。グルコースが細胞内を移動する際にインスリン反応が起こり、これにより血糖値は通常の値に下がる。血糖値を上昇させる加工食品を食べすぎると、インスリン値にとって非常に有害であり、2型糖尿病に罹患するリスクが高まる。

【エストロゲン】

重要な女性ホルモン2つのうちの1つ。生殖器系の発達や維持を担う。閉経前は卵巣でつくられ、閉経後は副腎と脂肪組織の働きによってつくられる。エストロゲン受容体は全身にあるため、エストロゲン量は、多すぎるにせよ少なすぎるにせよその変動により、さまざまな影響を及ぼす可能性がある。

【5-HTP】

5-ヒドロキシトリプトファン（5-HTP）は、カラダが自然につくるアミノ酸。カラダはトリプトファンを5-HTPに変換し、そこからセロトニンを生成する。

【アセチルコリン】

中枢神経系に位置するアセチルコリンは、人体で代表的な神経伝達物質。筋肉の制御や記憶と感覚をつかさどる。脳のスピードをコントロールするため、アセチルコリンの量が少ないと、記憶障害が出たり、学習やクリエイティブな思考が困難になったりする可能性がある。

【アダプトゲン】

あらゆるストレス要因に抵抗するのを手伝ってくれる、アシュワガンダや霊芝などの植物由来の生薬。

【アドレナリン】

「闘争・逃走ホルモン」であり、腎臓のすぐ上にそれぞれ位置する副腎によって調節されている。脳が脅威を察知したときにエネルギーをかき集めることで、身の安全を確保する。

【 GABA（γ-アミノ酪酸）】

不安を抑制する神経伝達物質で、せわしなく動く脳のスピードを抑え、落ち着いてリラックスした感覚を促進する。脳内でつくられ、主な機能は免疫反応の調節、ニューロンが過度に興奮した際の恐怖や不安のコントロール。

【 グレリン 】

主に胃でつくられる「食欲ホルモン」。第一の役割は、食べる時間だと伝える信号を脳に送って、食欲を調節すること。1日の間で分泌量は幅があり、におい、いつもの食事時間、血糖値の低下などがきっかけで分泌される。

【 交感神経系 】

副交感神経系とともに働く。「闘争・逃走」反応をつかさどり、発汗、心拍数の上昇、覚醒などでカラダを刺激することで、すぐ動けるように準備をする。

【 甲状腺 】

甲状腺は首に位置し、カラダのエネルギーのレベル（代謝）と月経周期を調節する、T4（チロキシン）とT3（トリヨードチロニン）という2つのホルモンをつくっている。チロキシンの生成が過小または過剰となる甲状腺疾患は非常によくあるが、この疾患はプロゲステロンのようなほかのホルモン量にも影響しかねない。

【 FSH（卵胞刺激ホルモン）】

下垂体によってつくられ、月経周期においてカギとなる役割を担う。毎月、卵巣内で卵子を成熟させ、卵巣がエストロゲンを分泌するよう働きかけている。

【 ATP 】

アデノシン 5'-3リン酸という名称でも知られる。人の全細胞に存在し、エネルギーを変換することで「ガソリン」の役目を果たしている。

【 LH（黄体形成ホルモン）】

下垂体でつくられ、プロゲステロンの分泌を促進するほか、成熟した卵子を卵巣から排出させる。

【 エンドルフィン 】

「気分がよくなる」ホルモンと呼ばれることも多いエンドルフィンは、痛みや喜びを感じるのに役立つ。運動、セックス、笑いといったアクティビティのあとに分泌される。

【 オキシトシン 】

ハグをしたくなるような温かくてほんわかした気分にさせてくれることから、「愛のホルモン」として知られる。脳内にある視床下部でつくられ、性的な興奮から信頼、恋愛感情、絆の形成（とりわけ母子間）にいたるすべてをつかさどる。社会的な絆のホルモン。

【 消化酵素 】

膵臓は、食べ物を分解する3つの主要な消化酵素をつくる。それがないと、カラダは食べ物を分解できず、栄養を完全に吸収できなくなってしまう。アミラーゼは複合炭水化物を分解し、口内でもつくられる。リパーゼは脂肪を分解し、プロテアーゼはタンパク質を分解する。

【 神経伝達物質 】

思考、感情、自律反応（心臓の鼓動など）に影響を与える脳の信号。セロトニンやドーパミンといった多くのホルモンは、神経伝達物質としても作用する。

【 セロトニン 】

「幸せホルモン」として知られ、気分よく快適でありつつ安心感を抱くには、健全なセロトニン量が必要不可欠。脳内の神経伝達物質としても、血流に乗ってホルモンとしても作用する。95％は腸内でつくられる。セロトニン量が少ないと、喜びや安心感を得られず、うつや不眠症といった問題に発展することが多い。

【 中枢神経系 】

カラダの司令塔としても知られる中枢神経系は、動作から思考、さらには消化や呼吸といった自動処理にいたるすべてをコントロールしている。

【 コラーゲン 】

アミノ酸がつながった長い鎖で、カラダが機能するのに必要な構造をカラダに提供している。コラーゲンは、体内に豊富にある物質の1つだが、20代前半以降から激減しはじめる。

【 コルチゾール 】

「ストレスホルモン」としてよく知られており、24時間に1度、副腎でとりわけ大量につくられるタイミングがある。コルチゾールはまた、ほかの多くの機能でも重要な役割を担う主要ホルモンであり、カラダはほかのホルモンよりもコルチゾールを優先的につくる。そのため、コルチゾール値が過剰に高まることはよくあり、それによりストレス、不安、恐怖を抱く。

【 コレステロール 】

体内の全細胞に存在する、蝋《ろう》のような質感の物質。ホルモンの生成や、消化処理の際に過剰な脂肪を吸収する胆汁酸となる。

【 サイトカイン 】

細胞によってつくられるペプチド（小さなタンパク質）であり、免疫系でのさまざまな炎症反応を調節する。

【乳化剤】

食品に含まれる化学添加物で、油と水のような原材料を結びつけ、クリーミーな見た目をつくる。食べ物に何が含まれるかを検知する腸の能力を妨げ、そのためレプチン反応〔満腹のシグナルを出し、食欲を抑制する反応〕に干渉する可能性がある。

【ヌートロピック】

「向知性」（ギリシャ語のnous trepein「知性を向ける」が語源）の化合物であり、認知面での恩恵を安全に提供する。これには、記憶力や学習能力の強化、刺激効果や鎮静効果、脳の保護、ストレス下での脳の機能支援などが含まれる。ヌートロピックのおかげで、気分や脳のエネルギーがコントロールしやすくなる。

【ノルアドレナリン（またはノルエピネフリン）】

脳内のアドレナリン。意識の明晰さやエネルギーの強度、脳の機能にとって重要。ドーパミンと連携して作用する。

【PCOS（多嚢胞性卵巣症候群）】

多毛、月経不順、不安、流産、その他多くの症状がある。低炭水化物（ケト）ダイエットまたは肉食ダイエットを検討し、抗炎症に向けた手段を講じるといい。

【テストステロン】

女性の体内でも豊富にあるホルモンで、努力は気持ちいいものだと感じさせる。卵巣と副腎によってつくられ、筋肉をつくり、脂肪を燃焼させ、エネルギーとリビドーを健康的なレベルに維持するのに役立つ。テストステロン量はまた、コルチゾールとエストロゲンに影響する。

【ドーパミン】

快楽と痛みの背後にあるホルモンの親分。ドーパミンは、睡眠、食欲、ブレイン・フォグ、集中力、思考の混乱の調節に主要な役割を果たしている。さらには依存的行動の背後にある主要ホルモンであり、興味深い。脳内でつくられ、報酬経路を動かし、自分の力以上の何かを達成しようというモチベーションを与えてくれる。ドーパミンが少ないと、気分の落ち込みや絶望感を抱くほか、あらゆることにまったく関心を抱けなくなる恐れがある。

【トリプトファン】

成長やその他数多くの代謝機能に必要な必須アミノ酸。食べ物またはサプリメントから摂取でき、カラダが5-HTPに変換する。その後、セロトニン、メラトニンへと変換される。

【内分泌系】

ホルモンをつくる腺のネットワーク。視床下部、松果体、下垂体、甲状腺、副甲状腺、胸腺、副腎、膵臓が含まれる。

【 迷走神経 】

脳から腸へと続く、体内で最長の神経であり、副交感神経系すなわち休息・消化系における主要な「コミュニケーションの高速道路」。

【 メラトニン 】

睡眠ホルモンとして知られ、寝る2時間ほど前にカラダから分泌される。松果体でつくられ、眠りに落ちるまでの、トリプトファン→5-HTP→セロトニン→メラトニンの一連の流れにおける最終ステージにある。メラトニン量は、光、温度、食事、呼吸によって影響を受ける可能性がある。

【 レプチン 】

満腹感をコントロールするホルモン。脂肪細胞から分泌され、食べるのをやめるときだという信号を視床下部に送る。今ある多くの加工食品は、レプチン受容体に干渉する。つまり、満腹シグナルを受けられないために、食欲のコントロールが困難になる。

【 ビタミンD 】

ビタミンというよりむしろホルモンである。太陽光に反応して肌でつくられ、カルシウムを腸から血流へ吸収したり、睡眠の調節を助ける。

【 副交感神経系 】

休息中にカラダが行うすべての自律機能を調節する「休息と消化」を担う。カラダを回復に向けた鎮静のモードにさせ、心拍数や呼吸数を抑え、膀胱を収縮させる。

【 プロゲステロン 】

主要な女性ホルモン2つのうちの1つ。月経周期の中盤に卵巣から分泌され、毎月、受精卵のために子宮を準備する。プロゲステロン値が高いと、心身ともにすこやかな落ち着いた気分になる。エストロゲンと完全に一体となって作用する。

【 ホルモン 】

カラダの化学伝達物質。内分泌腺の特殊な細胞によってつくられ、カラダの別の部位にメッセージを送るために血流に放出される。

【 ミトコンドリア 】

カラダの「エネルギー工場」と呼ばれることも。ほぼどの細胞にも、数千というミトコンドリアが存在する。食物分子を分解してATPをつくるほか、その他多くの必須機能を担っている。

おすすめ ショッピングリスト

［ 症状別マストバイ ］

1章

なぜ眠れないの?

❶ 遮光ブラインド

寝室を睡眠に向けて整えるための必需品。わずかな光でさえ、肌に当たると睡眠に大敵なコルチゾールの分泌を促しかねない。遮光効果のある裏地がついたカーテンや、寸法に合わせたブラインドを買おう＊。

＊吸盤つきで持ち運びが可能なものは、日本ではわずか2000円程度で購入が可能。

❷ ブルーライトカットメガネ

スマホ、タブレット、テレビの画面からのブルーライトを防ぐことで、睡眠を促す。ブルーライトは、脳を昼間だと勘違いさせるため、メラトニン分泌を阻害する＊。

＊日本ではオンラインでわずか2000円程度から購入が可能。

❸ 発酵食品：
ケフィア・ヨーグルト、コンブチャ、キムチ

じゅうぶんなセロトニンと、そこから眠りを誘うメラトニンをつくり出すには、腸内マイクロバイオームが非常に健康でなければならない。そのためには、多様な腸内マイクロバイオームが必要となる。腸内マイクロバイオームの多様性は発酵食品でサポートが可能。最近は手軽に手に入るようになったため、ケフィア・ヨーグルト、微炭酸飲料のコンブチャ、発酵野菜のキムチなど、好みに合わせて食事に加えよう。

❹ マグネシウム

睡眠の調節に非常に優れたサプリメント。神経系のうち落ち着きとリラックスを促す部分を活性化する。加えて、鎮静作用のあるGABA受容体も活性化する。グリシン酸マグネシウムは、睡眠向けのサプリメントとしてもっとも人気で、その他多くの形状のマグネシウムよりも腸にやさしい（マグネシウムは下剤として使われることも）。おすすめの1日の摂取量は、250～300mg。私も脳のためにトレオン酸マグネシウム、便秘のためにクエン酸マグネシウムを飲んでいる。

❺ 亜鉛

健康的な量の亜鉛は、入眠時間を短縮し、睡眠時間を伸ばすことが明らかになっている。1日の摂取量の目安は、15～25 mg。

タミン・パウダーを舌の下に入れて30秒間待つと血流に乗り、糖質への欲求を抑え、チョコレートに手を伸ばすのを防いでくれる。

5 MCTオイル／パウダー

MCT（中鎖脂肪酸）は、ココナツオイル由来のすばらしい脂肪酸を含む。善玉脂肪が含まれており、脳とカラダのスイッチを入れ、すばやく血流に吸収されて食欲を満たす。食欲を抑えるため、コラーゲンと一緒に朝のコーヒーに加えるのがおすすめ。

3章

頭がぼーっとしたり、混乱したりするのはなぜ？

1 コリン

集中や学習に役立つ。カラダのアセチルコリン生成は、卵やブロッコリー、レバーなどの食べ物で強化できるが、コリンのサプリメントでも可能。サプリの1日の摂取量の目安は、100～500 mg。卵1個で147 mgが摂取できる。

2 L-テアニン

L-テアニンもまたアミノ酸で、緑茶から分離されたもの。パニックを抑え、落ち着きを取り戻すのに最適。私はコーヒーに入れて飲んだり、寝る前に飲んだりしている。1日の摂取量の目安は、200～400 mg。

2章

食欲はなぜ止まらない？

1 リンゴ酢

食事前にリンゴ酢をスプーン1杯（そのまま、または水に薄めて）飲むと、消化酵素の分泌を促し、腸内での炭水化物の消化速度を落とす。また、インスリン反応も抑え、血糖値の急激な上昇を抑えるため、食欲のコントロールに役立つ。

2 ベルベリン

樹皮由来の生物活性化合物。食欲ホルモンのグレリンの分泌を低下させることが複数の研究で示されている。血糖値とインスリン反応を下げる、非常に安全で自然なサプリメントで、食前に飲む。錠剤の形状で購入が可能。

3 コラーゲンペプチド・パウダー

人が空腹を感じたとき、カラダが本当に求めているのはアミノ酸であり、コラーゲンは、アミノ酸を含んでいる。牛由来の質の高いコラーゲン・パウダーを1杯、MCTオイルを加えた脂肪分たっぷりの朝のコーヒーに入れると、トーストやシリアルへの欲求を抑えるのに役立つ。

4 L-グルタミン

私が糖質をやめようとしてたときに使ったアミノ酸。スプーン1杯のL-グル

❶ EPA(エイコサペンタエン酸)

私にとって気分の落ち込みに一番効くサプリメント。EPAは、オメガ3脂肪酸が豊富な食べ物に含まれる。炎症を抑えるのみならず抗うつ薬と同じ効果を持つ可能性があるなど、EPAには多くの利点があることがわかっている。摂取量の目安は、1日約1000〜3000 mg。

❷ エプソムソルト

実はマグネシウムの一種(硫酸マグネシウム)で、非常に多くの機能に必要不可欠なスーパーミネラルの1つ。エプソムソルトを入れたお風呂に入れば、コルチゾール値を調節し、鎮静作用のある神経伝達物質GABAの量を引き上げるのに役立つ。

❸ ヤクヨウニンジン

オタネニンジンの根の一種で、強力な栄養補助食品として世界中で何世紀にもわたり使われてきた。抗ストレスおよび抗炎症に効果があり、疲労緩和にも役立つ。1日の摂取量の目安は、200〜400 mg。

❹ 発酵食品:
ケフィア・ヨーグルト、コンブチャ、キムチ

発酵食品は、セロトニン生成をサポートしてくれ、健康的な腸内細菌を強化するのに驚くべき効果を発揮する。キムチであれ、コンブチャであれ、ケフィアであれ、気分を上げてくれる発酵食品から好きなものを食生活に取り入れよう。

❸ MCTオイル/パウダー

ココナツオイルに含まれるMCT(中鎖脂肪酸)は、健康的なホルモン生成の維持に必要不可欠。MCTは、細胞の「ガソリン」ともいえるATPの生成に関与しており、意識の明晰さ、記憶力、気分を改善する。また、MCTが脳の抗酸化物質や、抗ストレス作用のあるセロトニンの量を増やすことが研究で示されている。私は朝に、MCTケトパウダー入りのコーヒーを飲んでいるが、気分と集中力がガラリと変わる。

❹ ムクナプルリエンス(ハッショウマメ)

天然のアダプトゲンで、その起源はアーユルヴェーダ医療にある。ドーパミン前駆体L-ドーパが多量に含まれるため、カラダのドーパミン生成をサポートする。1日の摂取量の目安は15〜30 mg。

❺ バレリアン
(セイヨウカノコソウ)の根

この天然エキスは、脳内のGABA値を増やし、不安を抑えることが示されている。睡眠のためのハーブ療法にも使われているため、集中力を高めるために使うなら、眠くならないように摂取は少量(約120〜200 mgを1日3回まで)にすること。

4章

なぜ
こんなに落ち込むの?

❷ L-テアニン

コルチゾール値のコントロールは、激しい怒りや追いつめられた感覚を止めるのに極めて重要。アミノ酸であるL-テアニンを毎日飲むと、ストレス反応の抑制に効果的（カフェインに敏感な人はコーヒーに入れるとその刺激が軽減される）。1日の摂取量の目安は、200～400 mg。

❸ 家庭用サウナ

エストロゲンのデトックスには、体温を上げて汗をかくのが一番。今は、サウナスーツや、可動式で折り畳みが可能な家庭用の小型サウナが手に入るため、森の住人のように木を伐採して、木製サウナ小屋を手づくりする必要はない。ご想像どおり価格には幅があり、投資的な買い物にはなるが、私としては、その価値はじゅうぶんあると思う。

❹ ターメリック（ウコン）

エストロゲンのデトックスを助けてくれるうえ、抗炎症作用もあるスパイス。少量の水で溶いて朝に「ターメリック・ショット」として飲むか、昼の食事に少し振りかけるといい。吸収力を高めるために、一緒に黒コショウを使うのをお忘れなく。

❺ イワベンケイ（ロディオラ）

気分の落ち込みに世界中で使用されている薬草アダプトゲン。脳内のセロトニンとドーパミンの量にポジティブな影響を与えるため、ストレス関連の疲労やうつに効果を発揮する。1日に200 mgを1回か2回摂取可能。

❻ レッドライト・セラピー用のライトまたはデバイス

朝、明るい自然光を浴びると、適切なタイミングでコルチゾール反応が促される。そのときに刺激を受けないと、必要でないときにコルチゾールが大暴れする可能性も。明るさが足りない冬の朝に太陽が出ていなかったら、赤色ライトを使ってハックしよう。〔6章⑤参照〕

5章

この激しい怒りはどこからやってくる?

❶ アシュワガンダ

リラックスさせてくれるすばらしいアダプトゲンで、実際にコルチゾールを低下させることが多くの研究で明らかになっており、じゅうぶんな日照が得られない状況に役立つ。さらに睡眠の改善も手助けする。アンヘドニア（無感動）を引き起こす可能性があるため、使い始めたら自分の感情に意識を向けること。

❹ NAC（N-アセチルシステイン）

食欲のコントロールに最適なアミノ酸で、生理前の時期にぴったり。1日の摂取量の目安は、600〜1200mg。主要な抗酸化物質であるグルタチオンの前駆体。

❺ レッドライト・セラピー用のライトまたはデバイス

赤色光を喉元（甲状腺）に当てると、月経周期を調節する甲状腺機能をサポートできることがわかっている*。多少値が張るが、買ってしまえば何年も使えるはず。たくさんの種類があるため、自分に合うタイプをいろいろと調べたり、レビューを読んだりすることをおすすめする。

＊日本ではデバイス1台2万円程で購入が可能。

6章

私のホルモン周期、どうなってるの？

❶ ビタミンB2、B6、B12

この3つのビタミンは、エストロゲンを活性化したり、プロゲステロン（PMSの症状を軽減する可能性あり）の健全な量を維持したりするのに必要不可欠。食生活を補うべく、1日にB2とB6を100mg、B12を500μg〔マイクログラムμgのマイクロμは、1mgの1000分の1〕、サプリメントから補充できる。活性型ビタミンB6であるP-5-P（ピリドキサール5'-リン酸）を選ぼう。ビタミンB6は、100種類以上の酵素の補酵素。

❷ カルシウムd-グルカレート

エストロゲンをしっかりとデトックスするのを手伝ってくれるすばらしいサプリメントで、肝機能をサポート。まずは1日2回、200mgからスタートし、徐々に500mgまで増やすことが可能。

❸ DIM（ジインドリルメタン）

エストロゲンをしっかりと分解し、エストロゲン量のバランスを取るためにカラダが必要とする化合物。PMSや更年期の症状を緩和したり、元気を出したり気分のバランスを取ったりするのに役立つ。1日の摂取量の目安は200mg。

PROFILE

著　者 ｜ **ダヴィニア・テイラー**

サプリメント会社ウィルパウダーズ創設者。起業家、バイオハックのパイオニア、減量のエキスパート、4人の子どもの母親であり、人気テレビドラマの俳優としてキャリアをスタート。「90年代の悪名高きパーティガール」として知られたが、バイオハックにより人生を大転換。生活習慣をハックすることでカラダにどのような影響が起こるかを熱心に調べ、最適な健康状態を手に入れ、20kg近く体重を落とした。これまで調べてわかったことや学んだことは、イベントやインスタグラム（@daviniataylor）でシェアしている。

監修者 ｜ **松村圭子**

日本産科婦人科学会専門医。成城松村クリニック院長。若い世代の月経トラブルから更年期障害まで、女性の一生をサポートする診療を心がけ、アンチエイジングにも精通している。西洋医学のほか、漢方薬やサプリメント、各種点滴療法なども積極的に治療に取り入れている。生理日管理を中心としたアプリ・ルナルナの顧問医。著書に『これってホルモンのしわざだったのね』（池田書店）など。

翻訳者 ｜ **松丸さとみ**

翻訳者・ライター。学生や日系企業駐在員としてイギリスで6年強を過ごす。主な訳書に『LISTEN──知性豊かで創造力がある人になれる』『FRIENDSHIP 友情のためにすることは体にも心にもいい』（ともに日経BP）、『THE FOREVER DOG 愛犬が元気に長生きするための最新科学』（ユーキャン）、『「人生が充実する」時間のつかい方』（翔泳社）、『脳の外で考える』（ダイヤモンド社）、『FULL POWER』（サンマーク出版）、『限界を乗り超える最強の心身』（CEメディアハウス）がある。

本書の内容は、あくまでも一般的な健康情報であり、専門的な医学的アドバイス、診断、治療の代わりを意図したものではありません。本書に記載の内容が正確を期するよう万全の努力はしていますが、個別のケースには当てはまらない可能性もあります。そのため、具体的な健康上の問題や、薬あるいは服用量を変更する際は、必ず専門医に相談の上、指示に従ってください。著者、監修者、翻訳者、出版社は、本書に掲載の情報を活用したことによる人身傷害を含むいかなる損害や損失に対しても法的責任を負いかねます。

いつでも調子《ちょうし》がいいカラダになる!

ホルモンをととのえる本《ほん》

2025年2月10日　初版発行刷
2025年4月23日　初版第2刷

著　者　ダヴィニア・テイラー
監修者　松村圭子
訳　者　松丸さとみ
発行者　菅沼博道
発行所　株式会社 CE メディアハウス
〒141-8205　東京都品川区上大崎3丁目1番1号
電　話　049-293-9553（販売）
03-5436-5735（編集）
http://books.cccmh.co.jp
印刷・製本　株式会社新藤慶昌堂

ISBN978-4-484-22124-3